"Un regalo del Cielo:

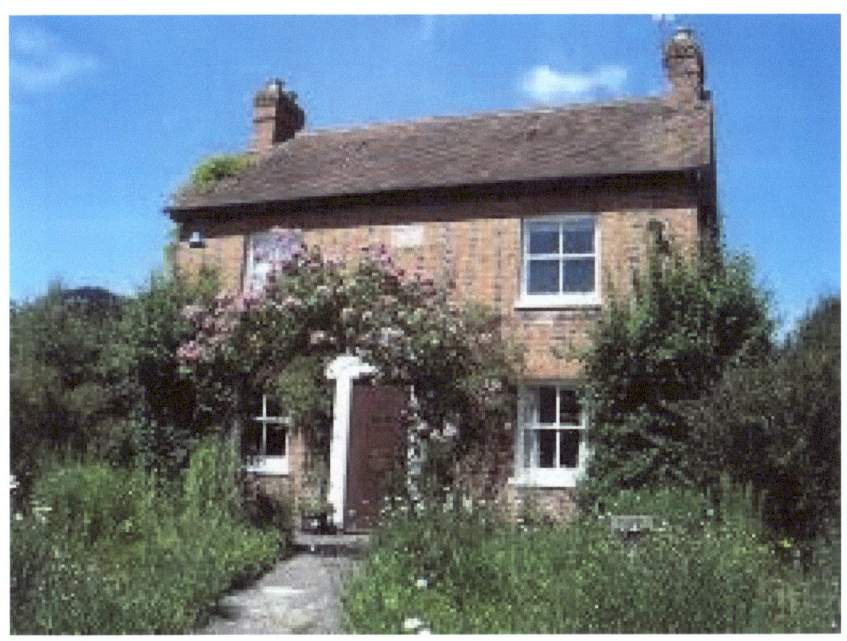

Las Flores de Bach"

Sandra Ortegón Ávila

"Un regalo del Cielo: Las Flores de Bach"

"Un regalo de Dios:

Las Flores de Bach"

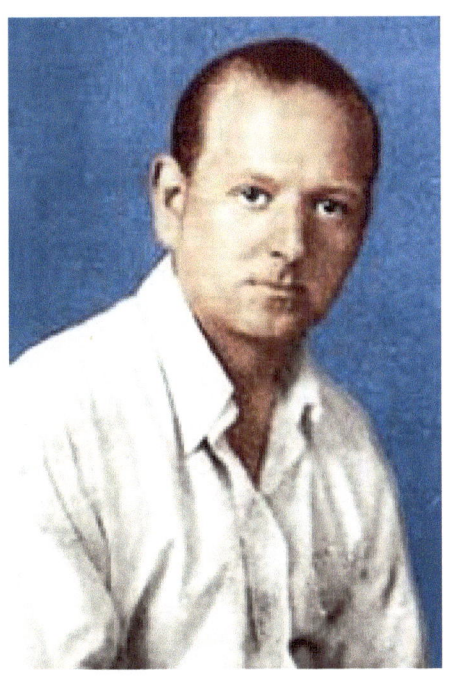

**"No hace falta ciencia ni conocimiento.
Obtendrán mayor este regalo enviado
por Dios quienes lo mantengan tan puro
como es, libre de ciencia, libre de teorías,
pues en la naturaleza todo es sencillo"**

Dr. Edward Bach (1.886 – 1.936)

DEDICATORIA

Este libro está dedicado:

- A Dios y al cielo, por este regalo maravilloso.
- Al Dr. Bach, por ser el Instrumento utilizado por Dios.
- A mis pacientes, porque me han permitido comprobar a diario la veracidad de este regalo.
- A mi esposo Luis Fernando, y a mis hijos Andrés y Laura, por ser los más preciados regalos que Dios me ha dado.

PRÓLOGO

Después de dedicar la mayor parte de su vida a la búsqueda de una nueva forma de enfrentar la enfermedad, el Dr. Edward Bach, de la mano de Dios entregó a la humanidad este hermoso legado para la sanación a través de la energía de las flores.

"Lo primero que enferma es el espíritu", reza el más importante postulado de la medicina holística. Como es sabido y ya casi aceptado universalmente, la enfermedad se produce como un "corto circuito" de energía que afecta en primero la parte emocional, y ante la persistencia del estímulo, altera la parte funcional y finalmente, la parte corporal, manifestándose a manera de enfermedad física

El descubrimiento grandioso del Dr. Bach fue que, a través de la energía de las flores, podemos liberar esa energía estancada y sanar la parte emocional afectada, catapultando así la sanación emocional, funcional y orgánica. Se logra desbloquear las emociones y eso se traduce en la sanación de la persona. "No hay enfermedad que no se pueda curar", decía el Dr. Bach, y quienes formulamos sus esencias florales lo comprobamos todos los días de nuestra vida y en nuestra práctica profesional. Todo ello con la sencillez de la naturaleza.

Como el Dr. Bach lo enfatizara siempre, para beneficiar a la gente con estos prodigios de la naturaleza no se necesita ciencia ni conocimiento ni teorías científicas inentendibles, sino solo se necesita el deseo ferviente de sanar.

En este libro, la Dra. Sandra Ortegón, de manera sencilla y práctica, explica el mecanismo de acción de las esencias florales para la sanación de los pacientes, para que cualquier persona pueda acceder a este regalo de Dios. En la naturaleza todo es sencillo.

(Dr. Luis Fernando Hernández M., MD)

luisfhernandezm@yahoo.com

INTRODUCCIÓN:

El Dr. Edward Bach, fue un brillante Médico, Cirujano, Patólogo y Bacteriólogo que dio la espalda a la medicina convencional y se dedicó a trabajar en lograr la sanación de las enfermedades de manera natural. Casualmente descubrió una flor cerca de un manantial en Gales, y esto determinaría el inicio de una serie de estudios acerca del poder curativo de las plantas y lo convertiría en uno de los pensadores más importantes en la historia de la medicina.

Según su teoría, "las emociones están relacionadas con los trastornos físicos", lo cual pudo comprobar en sus investigaciones que luego descubrió ya estaban enmarcadas desde un siglo atrás dentro de las bases de la homeopatía. Sus remedios florales interactúan con las emociones negativas que pueda experimentar una persona en un momento dado, para transformarlas en emociones positivas.

Como todo pionero, el Dr. Bach sufrió la desaprobación de la comunidad médica convencional, y lo tildaban de loco y/o excéntrico.

Su manera de ver, sentir e intuir la naturaleza, y asociarla con procesos de las enfermedades, culminaría con el descubrimiento de 38 remedios que cambiarían para siempre el enfoque de las terapias naturales.

Ante una asamblea masónica, en octubre de 1.936, después de culminar el descubrimiento de sus 38 remedios florales, el Dr. Bach expresó textualmente:

"He venido a verles esta noche con un gran mensaje: con un mensaje que puede parecer casi increíble, y que sin embargo es verdad, y debe proporcionar esperanza y consuelo para muchos. El mensaje es este: LA ENFERMEDAD ES CURABLE. Por medio de Hierbas, de las cuales os hablaré esta noche, ya no hay lugar para esas enfermedades normales, que aún no han podido ser curadas, de este país. Cientos y miles de personas que padecen enfermedades, que tienen dolores y creen que tendrán que vivir con ellos por el resto de sus vidas, han sido sanados" (Tomado de "Masonic Lecture", octubre de 1.936).

"Esta tarde no intento darles detalles de las maravillosas Hierbas que son el tema de esta conferencia. Toda esa información la pueden obtener de mis libros. Los principios esenciales son éstos:

Primero: No es necesario poseer ningún tipo de conocimientos médicos.
Segundo: La enfermedad en sí misma no tiene ninguna importancia.

Tercero: La mente es la parte más sensible de nuestro cuerpo y, por eso, la mejor guía para indicarnos cuál es el remedio adecuado.

Cuarto: Sólo debe tomarse en cuenta la manera con que un paciente reacciona ante la enfermedad, y no a la enfermedad misma.

Quinto: Por este motivo, el temor, la depresión, las dudas, la desesperación, la excitación, el deseo de estar acompañado o de estar solo, la indecisión, constituyen las verdaderas guías que nos dan la información sobre la manera en que el paciente está siendo afectado por su enfermedad, así como el Remedio a emplear.

No hay necesidad de informarles sobre las Grandes Propiedades Curativas de estos Remedios, basta con decir que cientos y miles de personas han recobrado la salud cuando ya no esperaban otra cosa que una enfermedad que duraría toda su vida. Y un gran número de casos han sido rápidamente curados de enfermedades normales. Y, también, un gran número han evitado una enfermedad en sus primeras etapas.

Además, la fama de estas Hierbas es tal, que no sólo se las emplea en las Islas Británicas, sino también en la mayoría de los países del mundo.

El principio global de la Sanación por este método es tan simple que puede ser comprendido por casi todo el mundo, e incluso las Hierbas mismas pueden ser recolectadas y preparadas por cualquiera que se tome la molestia". (Tomado de "Masonic Lecture", octubre de 1.936).

"Hermanos, nos han enseñado que en nosotros mora un Principio Vital e Inmortal. Durante todos los siglos de la historia conocida, el hombre ha creído que dentro de sí mismo existe algo más grande y maravilloso que su cuerpo, y que sobrevive a la tumba. Esta creencia ha estado en la mente del hombre desde tiempos inmemoriales. Todos nosotros somos conscientes de que el cuerpo no es la única causa de nuestras dificultades. No decimos: "Mi cuerpo está preocupado o ansioso o deprimido"; decimos, "estoy preocupado o ansioso o deprimido". No decimos, "mi mano tiene dolor", sino, "me duele la mano". Si únicamente fuéramos nuestro cuerpo, nuestras vidas consistirían tan sólo en satisfacer nuestros propios intereses y aspirar a nuestro beneficio, buscando sólo nuestro propio bienestar y la satisfacción de nuestras necesidades" (Tomado de "Masonic Lecture", octubre de 1.936).

"Pero esto no es el caso. Cada sonrisa amistosa, cada pensamiento y acción amables, cada hecho producido por amor o compasión a los otros demuestra que dentro de nosotros hay algo más grande de lo que podemos ver. Llevamos una Chispa de lo Divino, y dentro de nosotros reside un Principio Vital e Inmortal. Y cuanto más brille dentro de nosotros esa Chispa de la Divinidad, tanto más irradia nuestra vida Su compasión *y* Su amor, tanto más seremos amados por nuestros semejantes, que extenderán su dedo hacia nosotros y dirán: "Allí va un Semidiós". Además, la cantidad de paz, felicidad, júbilo, salud y bienestar que experimentamos en nuestra vida depende también de la medida en que la Chispa Divina pueda entrar y brillar en nuestra existencia. Desde tiempos inmemoriales, el hombre ha dedicado especial atención a dos grandes fuentes de Sanación: su Creador y las Hierbas de la naturaleza, que su Creador ha colocado para alivio de los que sufren. Sin embargo, por lo menos una Verdad ha sido parcialmente olvidada, la verdad de que las Hierbas de la naturaleza colocadas para la Curación, para confortarnos y traer consuelo, aliviar nuestros dolores, nuestras ansiedades, nos acercan a la Divinidad interior. Y esto aumenta la Divinidad interior que nos sana. Es un pensamiento maravilloso, pero una absoluta realidad, que ciertas Hierbas, al traernos solaz, nos acercan a nuestra Divinidad: y esto se demuestra una y otra vez cuando el enfermo, no sólo se recobra de su enfermedad sino que, al hacerlo, recupera también la paz, la esperanza, la felicidad y la compasión en su vida; o, si estas cualidades se hallaban ya presentes, se fortalecen mucho más" (Tomado de "Masonic Lecture", octubre de 1.936).

"Así podemos decir que ciertas Hierbas han sido colocadas para nosotros por Medios Divinos, y que la ayuda que nos dan no sólo cura nuestros cuerpos, sino que lleva a nuestras vidas y nuestros caracteres los atributos de nuestra Divinidad. De modo que, al curar con estas Hierbas, no tomamos al cuerpo en consideración; cualquier disfunción de éste carece de importancia. Todo lo que hacemos es buscar en aquel que padece los caracteres que se encuentran en desarmonía con la Fuente de Paz de su Alma. De este modo ignoramos los síntomas ordinarios del cuerpo, centrándonos únicamente en aspectos tales como depresión, impaciencia, preocupación, miedo, indecisión, dudas, intolerancia, censuras, etc. Todas estas cualidades que están ausentes en la calma, la seguridad y la compasión de nuestro Yo Interno.

Y así como por medio del tratamiento con las Divinas Hierbas Medicinales estas cualidades adversas desaparecen, con su desaparición, no importa de qué enfermedad, el cuerpo se sana. Parece como si en esta vasta civilización de hoy, una civilización de gran estrés y tensión, el torbellino ha sido tal que nos hemos apartado demasiado de la verdadera Fuente de Sanación, de Nuestra Divinidad. Sin embargo, nuestro Hacedor, que conoce todas estas cosas, tuvo compasión de nosotros, y Su Misericordia nos proporcionó un sustituto para curar nuestras enfermedades hasta que vuelva el tiempo o las circunstancias que restauren la genuina y directa salud. Sin embargo, estos sustitutos representan una ayuda maravillosa: basta ver el júbilo, la felicidad y la bondad que llegan a una vida cuando las Hierbas la curan, probando, más allá de toda duda, que no sólo es el cuerpo quien ha recibido la bendición. Además, se ha demostrado que la armonía fortalecida entre el Yo Superior interior y el cuerpo es la que ha propiciado la curación. Es suficiente decir que hay uno para cada estado de ánimo que se encuentre en oposición con nuestro yo afortunado y alegre. Y todo lo que se requiere es saber el estado o estados anímicos en que se encuentra el paciente para darle el Remedio o Remedios que lo aliviarán. No importa que la enfermedad haya durado unos pocos minutos o muchos años, el principio es el mismo" (Tomado de "Masonic Lecture", octubre de 1.936).

"Por otra parte, consideremos que significa eso para nuestra vida cotidiana. Casi cada uno de nosotros posee algún rasgo de carácter que se desvía de la armonía, como depresiones, preocupaciones, temores, etc. Estas Hierbas apartan estos estados, y al hacerlo no sólo cierran la puerta a la entrada del mal, sino que hacen nuestras vidas más afortunadas, felices y útiles. ¿Y qué arte entre todas las Nobles Artes es más grande que el Arte de Curar? ¿Y qué es más conveniente para la Fraternidad Humana, como en algunas de las Ordenes Antiguas, que proporcionar alivio al que padece y consuelo a todos aquellos que enfrentan una prueba o sufren congojas, y paz y esperanza a los que sufren? Estos Remedios, colocados en las manos adecuadas, tienen el poder de realizar todas estas cosas. No a través de su propio poder, sino del Poder que el Gran Creador ha puesto en Sus Hierbas Medicinales" (Tomado de "Masonic Lecture", octubre de 1.936).

BIOGRAFÍA DE EDWARD BACH

Edward Bach nació en Moseley (a las afueras de Birmingham), Inglaterra, el 24 de septiembre de 1886.

Tuvo una salud delicada de bebé que fue mejorando a medida que iba madurando, aunque conservó una sensibilidad muy agudizada que le sería de gran ayuda en un futuro. Durante su infancia, era un niño muy intuitivo, y le gustaba mucho caminar en el campo entre la naturaleza, y le encantaban los pájaros, las plantas y las flores silvestres. Desde esa época poseía la comprensión de las aflicciones de los demás, y eso le determinó la tarea que había de desempeñar en el futuro: Convertirse en médico y encontrar un método sencillo y universal para aquietar las mentes y sanar los cuerpos de todo tipo de enfermedad.

Al terminar su formación media, entró a trabajar en la fundición de latón de su padre, desechando su sueño de convertirse en un médico sanador, por falta de recursos económicos.

Allí, sin acomodarse nunca al ruido y la claustrofobia que le causaba trabajar entre cuatro paredes todos los días, observó cómo los estados emocionales afectaban la salud de los trabajadores de la empresa de su padre. A pesar de todo, en ese ambiente recibió una inspiración para su camino futuro: Al hablar con los trabajadores, descubrió que el miedo a la enfermedad era tan importante como la misma enfermedad, y una persona con miedo y enfermedad no podía trabajar, y menos podía pagar cuentas médicas astronómicas. Además, los remedios que se daban, solo escondían síntomas de las enfermedades.

A los 16 años de edad, decidió empezar la tarea que ya desde niño había tenido clara. Sintió que quería descubrir un remedio diferente, y que para lograrlo le era necesario redescubrir verdades acerca de la enfermedad y de la curación de la humanidad por experiencia directa.

Finalmente, sin albergar una gran confianza en lo que la Medicina oficial pudiera ofrecerle en ese sentido, pensó que se trataba de un conocimiento necesario, y se decidió a expresarle a su padre su deseo de estudiar la medicina para aliviar el dolor de la humanidad, contando con la aprobación y el apoyo de la familia, y se matriculó en la Universidad de Birmingham a los 20 años de edad.

La segunda parte de sus estudios médicos la realizó en Londres en el University College Hospital, donde en 1.912 (después de 6 años) obtuvo el título de Doctor en

Medicina e ingresó en el Real Colegio de Medicina, y en 1.913 obtuvo los títulos superiores de Doctor en Medicina y Doctor en Cirugía y se convirtió en miembro del Real Colegio de cirujanos, y Licenciado en el Real Colegio de Médicos.

Luego de terminar su carrera, en 1.913, comenzó a trabajar como Médico de accidentes en el University College Hospital. Al mismo tiempo, comenzó a trabajar como Cirujano Residente para Accidentes en el National Temperance Hospital, y continuó con sus observaciones de que individuos diferentes que sufrían una misma enfermedad, mejoraban con tratamientos diferentes. De este modo, constató que PSIQUIS DIFERENTES REQUERÍAN TRATAMIENTOS DIFERENTES. La gran demanda de trabajo y responsabilidades le llevó a un estado de agotamiento físico.

En 1.914, recibió el título de Diplomado en Salud Pública de la U. de Cambridge. También en ese año, cuando comenzó la Primera Guerra Mundial, y aunque su débil salud no le permitió prestar servicio militar, estuvo a cargo de más de cuatrocientas camas de soldados que venían del frente de batalla, y simultáneamente investigaba en el departamento bacteriológico y además, daba clases en la escuela bacteriológica.

Trabajando con los soldados enfermos y/o heridos, se dio cuenta de que algunos con las mismas heridas y enfermedades se curaban mejor que otros con los mismos tratamientos, y es allí cuando reafirmó que la parte emocional era la causante de su mejoría o de su empeoramiento.

Superado ese agotamiento que lo llevó a dejar su trabajo en los hospitales, estableció su consultorio y siguió buscando formas alternativas de tratamiento, ya que en la mayor parte de los casos, los resultados obtenidos distaban mucho de su ideal de curación, sencilla, efectiva y duradera para todos los pacientes.

En esta búsqueda se interesó por la inmunología, así que entró a trabajar como Bacteriólogo Asistente del University College Hospital.

Allí, después de mucho tiempo de investigación, descubrió que algunas bacterias intestinales estaban relacionadas estrechamente con muchas enfermedades crónicas y con su curación. Desarrolló a partir de esas bacterias, unas vacunas que purificaban el tracto intestinal, depurando el organismo de los tóxicos causantes de muchas enfermedades crónicas.

Trabajaba sin descanso cuando en 1917 tuvo una seria hemorragia con muy mal pronóstico y tuvo que ser operado, y le extirparon un cáncer ya en estado avanzado, y su recuperación fue indescriptiblemente dolorosa y difícil, hasta el punto en que le pronosticaron que le quedaban solo 3 meses de vida.

Como quiera que fuese, Bach decidió aprovechar el tiempo que le quedaba para no dejar su obra inacabada y se volcó en sus experimentos, perdiendo la noción del tiempo. Pasados los tres meses, Bach gozaba de mejor salud que la que había tenido en los últimos años.

Desafiando todos los pronósticos y sorprendiendo a todos sus colegas, se encerró en su habitación en el Hospital a seguir trabajando arduamente y prácticamente sin descanso para encontrar un método eficaz y seguro de curar las enfermedades. Aún le faltaba mucho camino por recorrer.

Fue tanta su dedicación al trabajo que la ventana de su habitación en el Hospital la llamaban "la luz que nunca se apaga".

Su maravillosa recuperación y la dedicación exhaustiva que tuvo en su trabajo le llevó a reflexionar sobre su retorno a la vida, y llegó a la conclusión de que: "...Un interés absorbente, un gran amor y un propósito definido en la vida constituyen el factor decisivo de la felicidad del hombre sobre la tierra..."

Esto se enfatiza en su obra posterior, pues los remedios florales que descubrió tienen el poder de revitalizar de tal modo la mente y el cuerpo que se recupera el deseo de vivir y de realizar la propia tarea en la vida, «siendo este deseo el que recupera la salud».

A pesar del éxito como Doctor en la ciudad, a Bach nunca le abandonó el deseo de vivir más cerca de la naturaleza.

En 1.918, ingresó a la logia masónica, en la cual tuvo acceso a más conocimiento, y a nuevas corrientes de pensamiento que afianzaron si idea de que la medicina debe ser orientada hacia la búsqueda de las causas reales de la enfermedad, que se encuentra en el psiquismo de las personas.

En ese mismo año, recibió el permiso (no oficial) de vacunar a las tropas con sus nosodes bacterianos, en este caso una vacuna contra la influenza, con un éxito abrumador. Esto atrajo más pacientes a su consulta particular.

Sus descubrimientos en torno a las bacterias intestinales fueron reconocidos y publicados en el Proceedings of the Royal Society of Medicine en el año 1.920.

Al recuperar la salud (a pesar de todos los pronósticos), pudo continuar sus investigaciones con una actividad creciente y su trabajo relacionado con la toxemia intestinal, y su reputación como médico y bacteriólogo atraía cada vez más pacientes.

Aunque se sentía feliz por haber logrado disminuir en gran medida la necesidad de drogas y medicinas dando consuelo y esperanza a los enfermos, sentía que su método todavía presentaba limitaciones, por tener qué emplear inyecciones pues afirmaba: *"las prácticas intrusivas son contra natura"* (sic…).

En 1919, le surgió la oportunidad de trabajar como Patólogo y Bacteriólogo en el London Homeopatic Hospital, y eso le cambio la vida.

Allí llegó a sus manos el Organon de Samuel Hahnemann, poniéndose en contacto por primera vez con los principios de la Homeopatía. Se sorprendió que aquello que él creía haber descubierto ya se conocía un siglo antes. ¡Existía un hombre que había descubierto estos hechos sin la necesidad de los dispositivos científicos modernos!

Tratar las características, el aspecto temperamental del paciente, las mentalidades, se convirtió en la base sobre la que fundamentaría sus próximas investigaciones.

Después de leer el Organon, Bach sintió que si podía combinar sus descubrimientos con los de Hahnemann, podría mejorar ambos y esto le llevó a la creación de los SIETE NOSODES que reemplazarían la jeringa hipodérmica que siempre le había disgustado, cambiándolas por las vacunas de vía oral. También le fascinó que Hahnemann hubiera descubierto un siglo atrás la relación entre la toxemia intestinal y la enfermedad crónica.

La teoría de Hahnemann se basaba en tratar a toda la persona en vez de tratar solo los síntomas de la enfermedad, y hacía énfasis el tratamiento de la parte emocional y mental de la persona tratada.

Bach se identificó mucho con Hahnemann en el sentido de tratar todo el paciente a la vez, y no como lo hacía la medicina convencional que solo se ocupaba de la parte sintomática de las enfermedades, dejando de lado la parte emocional del paciente.

En 1.920 decidió preparar las bacterias siguiendo las técnicas homeopáticas y el resultado fue maravilloso y muy exitoso. Los resultantes se conocerían como "Los Siete Nosodes de Bach".

A Bach le emocionaba el saber que podía encontrar una forma más natural de tratar la causa de las enfermedades de sus pacientes, de una manera mucho más fácil de lo que había soñado siendo niño.

En 1.922, renunció al Hospital homeopático de Londres y mejoró su laboratorio privado, y a la vez abrió su consultorio en Londres.

Empezó entonces a clasificar sus pacientes empezando a encontrar vínculos entre la enfermedad y los nosodes bacterianos que necesitaban. Para ello, se valió inicialmente del modelo de encuadramiento neurovegetativo conocido en la Homeopatía, según los estudios de Hahnemann.

Descubrió que podía predecir el nosode que necesitaría el paciente con tan solo fijarse en el tipo de personalidad. Posteriormente, descubrió que había un tipo de personalidad para cada uno de sus remedios florales. Quería encontrar un equivalente puro y natural a los 7 nosodes bacterianos que había descubierto previamente.

Para ello, comenzó a experimentar con plantas que pudiesen reproducir sus efectos. En ese momento dejó definitivamente de ser un médico convencional y se transformó en un terapeuta holístico.

LAS TRES PRIMERAS PLANTAS

Cada momento libre que tenía se lo pasaba buscando plantas o hierbas con las que reemplazar los siete nosodes bacterianos. Pero, como más adelante se daría cuenta, no era mediante el esfuerzo como Bach iba a experimentar la verdad sino que debía alcanzar la serenidad del pensamiento.

Ocurrió que una noche se hallaba en una cena, en un gran salón. Empezó a observar a las personas y a buscar una manera como los pudiera agrupar en diferentes tipos según su expresión, según su fisonomía, y su personalidad, y pudo experimentar que la totalidad de los allí presentes se podían agrupar en determinadas tipologías.

Miraba cómo hablaban, comían, gesticulaban, el tono de voz, y empezó a preguntarse si esas personas de un tipo similar sufrirían de las mismas enfermedades.

De pronto, decidió marcharse. No pudo esperar a que terminara la velada porque en aquel mismo instante vivenció que ninguna Verdad se puede comprender por medio del esfuerzo sino que viene cuando menos se le espera y se retiró urgentemente para meditar acerca de estas ideas.

De repente su intuición le dijo que esas personas podían padecer cualquier tipo de enfermedad, pero que la forma en que reaccionarían a dicha enfermedad podía categorizarse. Se dio cuenta de que la respuesta a la enfermedad no radicaba en curar solo las enfermedades crónicas, sino que debía consistir en buscar un tratamiento para las emociones y los estados de ánimo negativos, que eran los primeros responsables de la falta de salud.

Basándose en estas ideas, categorizó muchos estados emocionales y pudo ver que se necesitarían más. Estaba decidido a dedicar el resto de su vida a perfeccionar este modelo de medicina que la naturaleza le estaba proporcionando. La búsqueda de estos medicamentos llevó al Dr. Bach de vuelta a la campiña de Gales. Allí fue donde categorizó el tipo de personalidad para cada uno de sus remedios florales.

Cuando el Alma busca el Conocimiento se producen impulsos tan poderosos que no se pueden detener y en septiembre de ese mismo año presintió que debía realizar una urgente excursión a Gales y obedeciendo ese mandato se dirigió allí, donde localizó sus dos primeras plantas en 1.928: IMPACIENCIA Y MÍMULO. Con ellas, preparó remedios siguiendo el método homeopático, los cuales al prescribirlos en su consulta, de acuerdo con la personalidad del paciente, mostraron resultados inmediatos y notables. Ese mismo año encontró y potenció una tercera planta: CLEMÁTIDE. Fueron, estos tres remedios, los primeros que utilizó en su nuevo sistema de medicina floral con estupendos resultados. El éxito fue tal, que al año siguiente ya no volvió a usar los demás remedios en sus pacientes.

En aquel momento de su vida, continuó buscando más remedios naturales, pues sentía que estaba muy próximo a un descubrimiento y aunque desconocía cómo iba a ser guiado, sabía que debía escapar de la cárcel del intelecto para experimentar la verdadera Libertad.

En 1.930 hizo lo que nadie en la medicina había pensado hasta entonces: dio la espalda a la medicina ortodoxa, y dejó su consulta en Londres (altamente lucrativa) para dedicarse a la búsqueda de nuevos remedios en las plantas y flores de la naturaleza, y descubrió un método de potenciación durante el verano en Gales.

Después, en 1932, continuó sus investigaciones, a la par que continuaba con su consulta particular, descubrió el último de los **12 remedios sanadores** y publicó su primer folleto acerca de las esencias florales.

Ese mismo año dejó de lado la manera convencional de preparar los medicamentos y diseñó 2 nuevos métodos para preparar las flores:

1.- SOLARIZACIÓN: Colocaba las hojas frescas en un cuenco con agua bajo la luz directa del sol, dejando que la energía de la flor se filtrara al agua.

2.- EBULLICIÓN: ´Recogía las plantas y las hervía en agua durante media hora, para luego dejarlas enfriar.

Para preparar los remedios, mezclaba el agua que contenía la energía de la flor a igual cantidad con brandy como conservante. Al líquido resultante lo denominó "Tintura madre". Luego en frascos de 30 ml de brandy le agregaba 2 gotas de tintura madre, quedando apto para dar a sus pacientes. Así creó 18 Remedios florales.

El único remedio que no fue creado a partir de flores fue AGUA DE ROCA, creado a partir del agua de un manantial olvidado.

En 2 casos, OLIVO y VID, escribió a un alumno suyo en Italia para que preparara los remedios siguiendo sus instrucciones.

En 1.933 ocurrió un naufragio estando el mar muy agitado, y solo se pudo rescatar con vida a 1 de los tripulantes del barco. Estaba en muy mal estado, presa de estrés post traumático muy severo, y los médicos convencionales lo desahuciaron.

El Dr. Bach insistió en luchar por la vida del náufrago, quien estaba inconsciente y arrojaba espuma por la boca.

Entonces, humedeció la boca del paciente con una mezcla de remedios florales a la que llamó REMEDIO DE RESCATE, y, al cabo de unos segundos, el hombre reaccionó y pidió un cigarrillo, y luego fue llevado al Hospital local, en donde se recuperó totalmente.

La mezcla, usada para situaciones y traumas agudos, está compuesta por: ESTRELLA DE BELÉN, HELIANTEMO, IMPACIENCIA, CERACÍFERA Y CLEMÁTIDE.

En este punto, y luego de que sus remedios y las curaciones que producían empezaron a hacerse muy conocidos y aceptados por los pacientes, Bach escribió muchos artículos acerca del poder curativo de la naturaleza, pero la población médica se mostraba totalmente reacia a aceptar sus ideas acerca de esta nueva terapéutica,

También anunciaba sus remedios en los periódicos, algo que el Consejo Médico General desaprobaba enérgicamente.

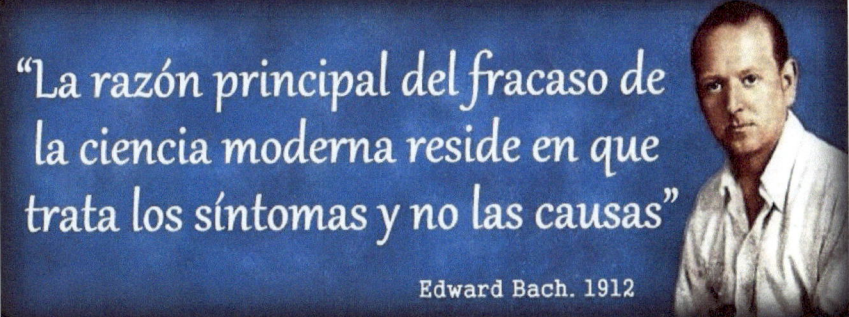

"La razón principal del fracaso de la ciencia moderna reside en que trata los síntomas y no las causas"

Edward Bach. 1912

Durante los 4 años siguientes, lo amenazaron varias veces con tachar su nombre del registro médico, y Bach finalmente se desquitó escribiendo una carta en la que afirmaba que ya no se consideraba Doctor sino "Herborista". En una carta posterior, renunció a la medicina ortodoxa para no volver a saber nada del Consejo Médico General que tanto lo había acosado y vilipendiado.

Lo dejó todo, vendió la totalidad de sus pertenencias, renunció a una consulta que le proporcionaba más de 5.000 libras esterlinas anuales más el resto de sus ingresos por las vacunas y los nosodes y se despidió de sus amigos y compañeros de la logia masónica.

Sus allegados, trataron de disuadirlo de su decisión, pero Bach sabía que ese deseo suyo, sano y constructivo, era un Mandato Divino.

Sentía que estaba a punto de vivenciar algo sumamente difícil de explicar, tan solo sabía que él era una de las formas de expresión de Dios y que necesitaba producir una revolución interna en sus esquemas mentales y de ese modo alcanzar un nuevo estado para poder afrontar los nuevos retos que se le avecindaban.

Además estaba convencido de que la necesidad es la incapacidad de obtener lo que se necesita. Decía constantemente: Si un millonario necesita mucho más que alguien más pobre. ¿Quién es más rico de los dos?

Después de varios años, en 1.935, alquiló una casa de campo victoriana llamada Mount Vernon, en Sotwell de Oxfordshire, Inglaterra, y se trasladó allí para centralizar en ella la producción de sus remedios y la atención a los pacientes que venían muchas partes. Su sorpresa fue mayúscula, cuando se dio cuenta de que casi todas las flores que él había utilizado para sus remedios crecían de manera silvestre a un radio de 1 y ½ a 3 Kilómetros alrededor de la casa.

A pesar de que ya había gastado todos sus ahorros de la consulta de Londres, Bach no cobraba por su consulta ni por sus remedios, pues consideraba que la salud era un derecho de todos, y sus remedios eran solo un medio para la curación por la naturaleza. No tenía dinero para amoblar la casa, así que recogió madera y fabricó sus propios muebles, que aún hoy se conservan en la casa de Mount Vernon.

Muchos pacientes se incomodaban por la gratuidad de la consulta y el tratamiento, porque creían que se estaban aprovechando de la bondad de Bach. Ante eso, decidió cobrar una cantidad pequeña y para que los pacientes sintieran que no solo recibían sino que también daban algo a cambio.

En esta época de crisis, también Bach empezó a presentar estados de ánimo negativos, para los que no tenía remedio. Así, se dedicó a buscar flores para tratar sus propias dolencias, y de esa manera descubrió los 19 remedios restantes. El sueño del Dr. Edward Bach de crear un sistema para catalizar el poder sanador de la naturaleza para conseguir un estado pleno de salud se había hecho realidad.

Y lo más importante para él, el nuevo sistema era seguro, eficaz y sobretodo, muy fácil de usar.

Finalmente, Bach dio un último golpe de efecto: quemó casi todas las notas de casos clínicos y estudios acerca de sus hallazgos, los cuales veía como un regalo de la naturaleza, y quería que la gente y los médicos lo vieran y lo juzgaran tal como era, sin distraerse con teorías y especulaciones.

De esta manera escribió:

"No hace falta ciencia ni conocimiento. Obtendrán mayor este regalo enviado por Dios quienes lo mantengan tan puro como es, libre de ciencia, libre de teorías, pues en la naturaleza todo es sencillo"

Durante el verano de 1.930, escribió el libro "Cúrate a ti mismo", en el que explicaba cómo la enfermedad corporal puede derivarse de un estado de ánimo negativo que acaba interfiriendo en el equilibrio de la personalidad. Unas semanas antes, había dicho a sus colaboradores Nora Weeks y Victor Bullen: "Mi obra se ha acabado, y con ella mi misión sobre la tierra".

El Dr. Bach trató a muchas personas con sus remedios de forma satisfactoria. Al final, en septiembre de 1.936 planificó una serie de conferencias, pero la tensión por su exhaustivo trabajo y dedicación le pasó la factura de cobro. Solo pudo dictar una conferencia antes de caer gravemente enfermo por segunda vez en su vida.

Unas semanas antes de abandonar este mundo afirmó a sus colaboradores:

¡Mi tarea está cumplida!

¡Mi misión en este mundo ya ha finalizado!

Era el 27 de noviembre de 1936. A la edad de 50 años y con sus sueños cumplidos, este hombre excepcional murió en paz mientras dormía en su casa de Mount Vernon. ¡¡Habían transcurrido 19 años desde aquel diagnóstico de la medicina oficial, que le había dado 3 meses de vida!!

Fue enterrado en el cementerio de Sotwell, y en su lápida se grabó la siguiente inscripción:

"Velad porque siga mi voz siempre"...

…Y, ciertamente, a través de sus remedios, su voz se está escuchando en todo el mundo.

El Dr. Bach dejó su trabajo en manos de sus 2 amigos y colaboradore: Nora Weeks y Víctor Bullen, quienes recaudaron fondos para comprar la casa de Mount Vernon, en el lugar donde está funcionando el "Centro Bach", el cual posteriormente se entregó a una fundación, la "Fundación Bach", que vela por preservar el legado de su creador.

SU ÚLTIMA CARTA

Guiado por su Dictado Interior, poco a poco, fue descubriendo cómo aliarse con la naturaleza, donde se hallaban algunos de los aspectos acerca de su objetivo.

Llegando a experimentar los efectos terapéuticos de una planta mediante el tacto.

Bach cada vez prestaba una menor atención a los convencionalismos sociales, hasta el punto de que fue amenazado con la expulsión y la exclusión del Registro de Médicos, pero él ya sabía que el ego es ficticio y la Conciencia Divina, de modo que él mismo desertó de la medicina ortodoxa en una carta que envió al Presidente del Consejo Médico General.

Su Gran Obra hizo de él un hombre que sencillamente hacía lo correcto de una forma natural y espontánea y por ello podía vivenciar y comprender la enfermedad de sus pacientes, lo que le permitía curarles.

Era capaz de curar con el contacto físico, pero conocedor de que en la época actual los terapeutas no solemos distinguirnos por una perfección moral (aunque estemos en ello), dejó métodos sencillos y practicables para todos.

Bach tenía una clara experiencia interna de cómo son los diferentes planos que constituyen la realidad y no le preocupaba en absoluto la muerte física. Además en esas dimensiones existen cosas que aprender para ayudar a los seres sufrientes.

Antes de marchar enfatizó la importancia de mantener el sistema lo más sencillo posible, luchando contra cualquier intento de alterar su pureza y también nos dejó una carta:

Queridos amigos:

Sería maravilloso formar una pequeña Hermandad, sin rangos u oficios, y en nada inferior a la otra, que sienta devoción por los siguientes principios:

1. Que nos ha sido revelado un Sistema de Curación nunca antes conocido en el recuerdo de los hombres, cuando con la simplicidad de los remedios de hierbas hemos podido establecer con certeza, con certeza absoluta, su poder para vencer la enfermedad.

2. Que nunca criticaremos ni condenaremos los pensamientos, las opiniones ni las ideas de los otros, incluso que todos los seres son los hijos de Dios, cada uno de ellos esforzándose en su propio camino para encontrar la Gloria de su Padre. Que por una parte nos hemos propuesto, como los caballeros del pasado, destruir al dragón del miedo, sabiendo que nunca tendremos un mundo desalentado, pero que podemos brindar esperanza, y sobre todo, certeza a todos los que sufren.

3. Que nunca nos dejaremos llevar por los elogios o éxitos que encontremos en nuestra Misión, sabiendo que solo somos los mensajeros del Gran Poder.

4. Que cuando nos ganemos la confianza de quienes nos rodean, podemos proclamar que creemos ser agentes divinos enviados para socorrerlos en su necesidad.

6. Que cuando las personas se pongan bien, debemos explicarles que las hierbas de los campos, que son las que los están curando, son dones de la Naturaleza, que son dones de Dios. Así, todos volverán a creer en el

Amor, la Misericordia, la Compasión y la ternura de la compasión y el poder todopoderoso del supremo.

(Edward Bach)

LA ENFERMEDAD SEGÚN EDWARD BACH

Bach, al igual que Paracelso o Hahnemann, afirmó que si los aspectos mental y espiritual se encuentran en armonía, la enfermedad no puede existir y que se puede juzgar la salud a partir de la felicidad.

El Dr. Bach defendió que la enfermedad no se genera en un plano físico, sino que viene de más arriba y que surge si existe conflicto entre el ego y la conciencia. La finalidad de la enfermedad es hacer tomar conciencia de los errores para no llevar demasiado lejos las actitudes equivocadas de modo que habría que entender a la enfermedad, ni más ni menos que como a "un toque de atención". Las enfermedades del cuerpo son síntomas. Tal como decía Bach *"nuestros temores, nuestras aprehensiones, nuestras ansiedades y demás son los que abren la puerta a la invasión de la enfermedad"*.

La curación o la prevención de la enfermedad consistirá entonces en la disolución de estos conflictos entre el ego y la conciencia que dan lugar a los errores fundamentales o defectos.

"…La enfermedad no es más que el lenguaje que utiliza el alma cuando sus necesidades no están siendo cumplidas. Cuando la persona se aleja de sí misma, la enfermedad se convierte entonces en una oportunidad, en un viaje interno…"

Bach rompió barreras al establecer una conexión entre la enfermedad física y los sentimientos, llegando a establecer una relación entre las enfermedades y los errores fundamentales o defectos.

"La enfermedad es el resultado de pensamientos y acciones incorrectas. Una vez aprendida la lección del dolor, el sufrimiento y la desgracia, su presencia carece de propósito, desapareciendo entonces automáticamente"

Estos errores fundamentales son: Orgullo, Crueldad, Odio, Egoísmo, Ignorancia, Inseguridad, Codicia.

*Orgullo: arrogancia, rigidez de mente. Provoca rigidez muscular, tensiones, entumecimiento... (Acebo, Vid).

*Crueldad: Provoca dolor para que aprendamos a no hacer sufrir a los demás... (Acebo, Vid).

*Odio: genera soledad, enfados, crisis nerviosas, histeria... (Acebo, Sauce).

*Egoísmo: enfermedades de introspección, neurosis, depresión, ansiedad... (Achicoria).

*Ignorancia: Persistencia a querer ver la verdad, provoca alteraciones de la vista y el oído... (Clemátide, Brote de Castaño).

*Inseguridad: Indecisión y debilidad de carácter. Desórdenes de movimiento y equilibrio... (Ceratostigma, Escleranto, Centaura).

*Codicia: deseo de poder sobre los demás, que esclaviza al propio cuerpo con padecimientos que impiden el disfrute de la vida... (Vid).

Por ello, para Bach, el remedio floral no se establecerá en función de los síntomas físicos, sino sobre la base del defecto carencial del alma.

LA CURACIÓN SEGÚN EDWARD BACH

"Existen siete hermosos estados en la curación de una enfermedad: PAZ, ESPERANZA, ALEGRIA, FE, CERTIDUMBRE, SABIDURIA y AMOR".

La enfermedad es un conflicto entre el ego y la conciencia que produce desórdenes de los sistemas y tejidos orgánicos. Ese conflicto surge porque al dejar de interrelacionarse con uno mismo y con aquello que nos rodea, se va perdiendo el norte y por lo tanto perdiendo la conciencia.

Esta disminución de la conciencia ayuda a la desinformación, o lo que es lo mismo, ayuda a aceptar información adulterada que por comodidad se acepta como información correcta.

Esta desinformación es el camino hacia la vida antihigiénica, es decir, hacia la pérdida de energía vital o, lo que es lo mismo, hacia la enervación que sólo sirve para aumentar la toxicidad, generar la enfermedad aguda que luego se convierte en crónica y que pasa a estado degenerativo, terminando con la muerte del desinformado.

Los síntomas de las enfermedades son la consecuencia física de la lucha entre la conciencia y el ego. Si existe energía vital se gana la batalla, si no, si la energía vital ha sido devorada por el monstruo de la desinformación, lamentablemente la toxina vencerá y la curación no se podrá llevar a cabo.

La curación sólo es posible retrocediendo voluntariamente por el camino que condujo a la enfermedad, generalmente es un proceso incómodo y duro de llevar a cabo. Sólo cuando se comprende dónde se está cometiendo el error y realizando el esfuerzo de corregirlo, se desencadenará el proceso de curación;

desde el interior al exterior y en orden inverso a los síntomas aparecidos.

Como dijo Hering, al igual que Reckeweg, materializándose mediante crisis curativas que son, ni más ni menos que fases reactivas.

"La terapia floral de Bach permite suavizar estas crisis si se empieza por curar el Alma y para ello es necesaria la FE, la CERTIDUMBRE, la ESPERANZA, la ALEGRIA, la PAZ, la SABIDURIA, y el AMOR".

El 80 al 85% de las enfermedades por las que se acude a un médico son creadas por la mente: "La actitud frente a la vida moldea nuestra salud".

Bach sostenía, ante la mirada incrédula y desaprobadora de la comunidad médica convencional:

"Al tratar los casos con estos remedios, no se tiene en cuenta la naturaleza de la enfermedad. Se trata al individuo, y al mejorar éste su enfermedad se marcha, expulsada por el aumento de la salud. Todos sabemos que la misma enfermedad puede tener diferentes efectos sobre diferentes personas; son los efectos los que necesitan tratamiento, pues ellos nos guían hacia la causa real. La mente, que es la parte más delicada y sensible del cuerpo, muestra el avance y el curso de la enfermedad con mucha más precisión que el cuerpo, de modo que observa la mente como guía del remedio o remedios necesarios. En la enfermedad se produce un

cambio del estado de ánimo respecto a la vida diaria, y las personas observadoras notarán este cambio incluso antes, y algunas veces mucho antes, de que la enfermedad aparezca. Cuando ésta ha estado presente durante cierto tiempo, nuevamente el estado de ánimo del paciente nos guiará hacia el remedio correcto: No consideréis la enfermedad, pensad sólo en cómo ve la vida el enfermo".

LOS DOCE SANADORES

Desde siempre se sabe que se puede lograr la sanación de las enfermedades a través de las hierbas del campo. La enfermedad nunca habría obtenido el poder que tiene hoy en día si el hombre no hubiera olvidado la protección natural: las hierbas medicinales.

Quienes realmente quieren sanar, no hay enfermedad que resista el antídoto presente en la planta adecuada. Pero, al olvidar la curación natural, el precio pagado es la aparición de las enfermedades que nos agobian en el presente.

Hemos sufrido y sufriremos porque hemos abandonado la vía de la naturaleza por la vía del hombre, y solo retornando a ella nos libraremos de las tribulaciones que hoy tenemos. En presencia de la vía de la naturaleza la enfermedad no tiene poder alguno. Todo miedo, toda depresión, toda desesperanza pueden ser apartados. No existe ninguna enfermedad que no pueda sea incurable.

En "Los Doce Curadores y Los Siete Ayudantes", Bach describe 19 hierbas que han sido enriquecidas con poderes curativos por la Divina Providencia, de modo que para quien se quiera curar no existe enfermedad que esté más allá de toda posible recuperación.

Doce de estas hierbas son para cuando la enfermedad está en sus comienzos o solo ha durado poco tiempo, y son llamadas "Los Doce Curadores", y siete hierbas que ayudan a quienes han estado enfermos durante semanas, meses e incluso años, y son llamadas "Los Siete Ayudantes".

Bach sostenía que venimos a este mundo a aprender, a lo largo de esta vida, una o dos lecciones que dependen de nuestro estado. Este estado evolutivo está formado por las experiencias comprendidas, asimiladas.

Aunque el Dr. Bach fue muy cauteloso con la astrología, evidenció que los astros, y mayormente la luna, juegan un papel importante en el momento del nacimiento, condicionando la manifestación de las circunstancias que regirán nuestra vida para que comprendamos y asimilemos la lección.

Al principio, Bach creó un sistema compuesto por 12 remedios florales para tratar patrones tipológicos negativos en la personalidad. Estas biotipologías son natales y tienen que ver con la misión que vinimos a aprender en la vida actual. Por lo tanto en el momento del nacimiento tenemos ya adjudicado uno de los 12 sanadores.

Según el Dr. Bach (escrito en 1933 para The Naturopathic Journal): Existen doce tipos principales de personalidad, pudiendo manifestarse cada tipo de manera positiva o negativa. Estos tipos diferentes de personalidad están relacionados con el signo del Zodiaco en el que se encuentre La Luna en el momento del nacimiento. Un estudio de esos signos zodiacales nos aporta los siguientes conocimientos: Tipo de personalidad, el objetivo y la obra de su vida, y el remedio que le apoyará en la realización del trabajo de su vida. Si nosotros podemos sostener nuestra personalidad, si podemos ser honrados con nosotros mismos, no necesitamos temer a ninguna influencia planetaria o externa. Los remedios florales nos ayudan a mantener nuestra personalidad.

Sólo en las primeras etapas de nuestra evolución somos directamente asistidos o regidos por uno o más planetas. Una vez que hemos desarrollado el amor, que es el gran amor al prójimo, nos liberamos de nuestras estrellas, perdemos nuestra línea de destino y, para mejor o peor, gobernamos nuestra propia nave.

La enfermedad se produce por siete errores fundamentales en nuestra personalidad: Estos errores fundamentales son: Orgullo, Crueldad, Odio, Egoísmo, Ignorancia, Inseguridad, Codicia.

La sanación se produce cuando nos ponemos en armonía con lo infinito del alma, y de esa manera recuperaremos el estado de salud, por medio de siete pasos a la curación en el siguiente orden: Paz. Esperanza, Alegría, Fe, Seguridad, Sabiduría y Amor.

Los 12 Sanadores según el signo zodiacal y la lección que vinimos a aprender en esta vida son: Impaciencia, Genciana, Ceratostigma, Clemátide, Verbena, Centaura, Esclerato, Achicoria, Agrimonia, Mímulo, Violeta de agua y Heliantemo, y cada uno de ellos sirve para aprender una lección determinada. Cada sanador constituye una emoción básica que define cuál es la lección a aprender y cuáles los obstáculos que hay que superar. De acuerdo con esas lecciones a aprender, las personas, según su signo zodiacal, deberán tomar uno de los 12 Sanadores para superar lo siguiente:

1.- IMPACIENCIA: paciencia para vivir el presente y permitir su asimilación. Aries debe tomar Impaciencia para controlar su impaciencia.

2.- MIMULO: valentía para superar el miedo y transformar las impresiones que lo producen. Capricornio debe tomar Mímulo para quitarse los miedos.

3.- CLEMATIDE: conciencia del presente para ver la realidad. Cáncer debe tomar Clemátide para salir de su indiferencia.

4.- AGRIMONIA: disposición a tomar conciencia de los conflictos superando la ansiedad que nos producen. Sagitario debe tomar Agrimonia para evitar deprimirse en la intimidad.

5.- ACHICORIA: generosidad para eliminar los apegos y amar sin poseer. Escorpio debe tomar Achicoria para no preocuparse tanto por los demás.

6.- VERBENA: entusiasmo para valorar nuevos puntos de vista y otros enfoques sin caer en el fanatismo. Leo debe tomar Verbena para controlar su marcado entusiasmo.

7.- CENTAURA: fuerza de voluntad para evitar la debilidad y el servilismo. Virgo debe tomar Centaura para aprender a delegar tareas.

8.- CERATOSTIGMA: intuición para ser uno mismo y eliminar las dudas. Géminis debe tomar Ceratostigma para confiar en él mismo.

9.- ESCLERANTO: determinación para discernir entre dos posibles soluciones a un problema, utilizando el instinto. Libra debe tomar Escleranto para poder tomar sus decisiones.

10.- VIOLETA DE AGUA: acercamiento a los demás para comprender y experimentar. Acuario debe tomar Violeta de Agua para no encerrarse dentro de sí mismo.

11.- GENCIANA: confianza en uno mismo para vivir nuevas experiencias. Tauro debe tomar Genciana para evitar su desaliento.

12.- HELIANTEMO: heroísmo para superar el pánico que manifiesta el ego delante de situaciones límite. Piscis debe tomar Heliantemo para no quedar aprisionado en sus pesadillas.

Estas doce esencias anteriores están descritas en su orden cronológico de descubrimiento.

LOS SIETE AYUDADORES

Algunos pacientes no responden satisfactoriamente a los 12 Sanadores y muchos se han acostumbrado tanto a su enfermedad que ya la toman como parte de su propia naturaleza, siendo difícil reconocer su verdadero Yo, y se han resignado a ella. Esas personas han perdido mucho de su individualidad y necesitan más ayuda para salir de su estado patológico emocional. Para esos casos, se utilizan los Siete Ayudadores, los cuales liberarán de su estancamiento, restableciendo su estado de actividad.

El Dr. Bach observó que, en algunos casos, la toma del curador correspondiente no era suficiente, bien porque las personas no respondían a él o porque habían escogido un camino erróneo para proceder al aprendizaje. Entonces, comenzó a buscar esos ayudadores, iniciando por cuatro y luego adicionó los otros tres.

Los cuatro ayudadores iniciales fueron:

BREZO (Heather): Trabaja en el conocimiento de la dualidad de la mente y aunque alcanza estados sublimes, no significa que proporcione la creación del legítimo cuerpo mental.

ROBLE (Oak): utiliza la fe y los sacrificios para desarrollar la voluntad sobre las emociones, quedando el resto de facultades sin desarrollar, a menos que se realicen sacrificios y austeridades.

AGUA DE ROCA (Rock Water): Mediante la lucha consigo mismo, llegando, incluso, a la tortura se persigue el desarrollo de la voluntad física.

AULAGA (Gorse): este ayudante engloba a los otros tres, es el camino recto, la senda solar, (ver artículos salgamos al Sol, El primer paso para salir al Sol) . Se fundamenta en la transmutación de las energías creadoras que desarrollan el fuego interior que nos ayudan a gobernar las emociones con el pensamiento, el pensamiento con la voluntad y la voluntad con la conciencia.

Posteriormente incorporó las otras tres esencias más que ayudan a transformar las impresiones:

VID (Vine): Para las personas que están muy seguras de saber lo correcto y se vuelven críticas y exigentes. Para las personas que quieren hacerlo todo a su manera y dan órdenes a quienes los ayudan. Para los que son difíciles de contentar. Aporta seguridad.

OLIVO (Olive): Para los que están pálidos, cansados y exhaustos, quizás después de muchas preocupaciones, enfermedad, penas o largas luchas. Aporta energía.

AVENA SILVESTRE (Wild Oat): Puede ser necesario para los que no responden a otras hierbas, o cuando parece difícil decidir el remedio a prescribir. Aporta determinación o vocación y lleva a la mejoría del paciente.

¿QUÉ SON LAS FLORES DE BACH?

Las flores son los órganos reproductores de las plantas y en ellas está la máxima potencialidad del mundo vegetal. Y el Dr. Edward Bach descubrió una relación entre la energía de algunas flores con la conducta de las personas y las relaciona con arquetipos de personalidad.

Los treinta y ocho remedios florales descubiertos por Bach, son la herramienta que brinda la naturaleza para ayudar al hombre en su dolor y en la búsqueda de la verdad que está detrás de la enfermedad. Las esencias descubiertas por Bach tienen la particularidad de ser energéticos naturales e inocuos, ya que no presentan efectos secundarios para la persona, sino que producen la movilización del mundo emocional, la captación de información externa e interna que se desconocía, la aparición de sentimientos que hasta ese momento no se conocían, entre otros. Constituyen un sistema de curación completo dirigido fundamentalmente a establecer la paz mental y modificar nuestra actitud emocional.

Como cada individuo reacciona de modo diferente delante de una misma impresión, el remedio para un mismo estado emocional, variará según la persona que lo tome.

El Dr. Bach dio mucha importancia a los aspectos emocionales del individuo y fue tras el estudio de los mismos que llegó a la conclusión de que la raíz de la enfermedad estaba en la falta de armonía interior.

Evidentemente, hay que aliviar el dolor físico o las molestias con un diagnóstico de protocolo, pero no debe ignorarse la actitud emocional, puesto que el estado de ánimo positivo es la clave para la recuperación.

Las Flores de Bach son un medio suave para restaurar la paz mental. Solo cuando se posee la paz interior se puede dar al Ser una oportunidad para combatir la raíz de las enfermedades utilizando los propios medios de curación del cuerpo.

Es un método asequible a cualquier persona porque con un poco de práctica se puede determinar que esencia es la que se necesita tomar y para ello el Dr. Bach agrupó los 38 remedios en los siguientes 7 grupos:

GRUPO I - Los que tienen miedo.

GRUPO II - Los que sienten incertidumbre.

GRUPO III - Los que no muestran interés por el presente.

GRUPO IV - Los que se sienten solos.

GRUPO V - Los Hipersensibles.

GRUPO VI - Los que están desesperados y abatidos.

GRUPO VII - Los que sufren por los otros.

NOCIONES DE TERAPIAS ENERGÉTICAS

MECANISMO DE ACTUACIÓN DE LAS ESENCIAS FLORALES

Somos seres de energía. Somos un haz de luz que se ha condensado y ha formado nuestra estructura corporal. Por nuestras venas y todo nuestro cuerpo corre energía, la cual se vehiculiza a través de canales energéticos que los chinos llamaron "meridianos", concatenados y emparentados, y cada canal maneja una parte emocional, una funcional y una parte orgánica del ser humano. Lo primero que enferma es el espíritu, luego la parte funcional y por último, por persistencia del trauma emocional, aparece la enfermedad orgánica.

Las terapias energéticas consideran la existencia de siete principales centros de control y distribución de la energía en el organismo. Estos centros de control son los SIETE CHAKRAS PRINCIPALES. Cada uno de los chakras principales, está íntimamente relacionado con una función orgánica y emocional. Existen, además 21 centros o chakras secundarios y otros 49 chakras menores.

Nos referimos a LOS CHAKRAS como aquellos centros de energía situados en el cuerpo humano y posiblemente de otros animales, de los cuales fluye la energía de la mente. Provenientes de la palabra sánscrita que significa rueda o vórtice, hace referencia a los siete centros de energía que componen nuestra conciencia y nuestro sistema nervioso.

Los podemos encontrar situados en la coronilla, las cejas, la parte alta del pecho, en la zona gástrica, en el ombligo, el bajo vientre y en los genitales y la base de la columna vertebral.

Funcionando como verdaderos centros energéticos, al igual que una bomba o válvula, regulan el flujo de la energía a través de nuestro sistema orgánico, condicionando las decisiones que tomamos para reaccionar ante las circunstancias de nuestra vida.

De una manera intuitiva y frecuentemente voluntaria, abrimos y cerramos estas válvulas para decidir cómo debemos sentir, asimilar y pensar, algo que logramos escogiendo el filtro perceptivo adecuado a través del que queremos experimentar el mundo que nos rodea.

La característica fundamental que unifica a las diferentes terapias energéticas es que el terapeuta busca siempre interpretar y aplicar cual es el propósito de evolución relacionado con cada paciente y su situación particular, siendo el paciente y el terapeuta una unidad indivisible que crece conjuntamente. Entre estas terapias se encuentra la terapia floral.

Las flores actúan sobre la estructura energética del paciente. Desde allí ejercen su influencia en lo psíquico y lo físico. Bach explicó así la acción de las flores:

"La acción de estos remedios es elevar nuestras vibraciones y abrir canales para la recepción del Ser Espiritual, para inundar nuestra naturaleza con la virtud particular que necesitamos y borrar los defectos que causan dolor. Son capaces de elevar nuestra naturaleza interna y acercarnos a nuestras Almas, de darnos paz y aliviar nuestro sufrimiento. Curan, pero no atacando la enfermedad, sino inundando nuestros cuerpos con las vibraciones de nuestra naturaleza superior, en presencia de la cual la enfermedad se disipa como la nieve al sol. No hay curación real a menos que haya un cambio en la perspectiva con la cual hombre ve el mundo, que da el logro de la paz y de la felicidad interna".

LAS 38 ESENCIAS DEL DOCTOR BACH

GRUPO I - Los que tienen miedo: Heliantemo, Mímulo, Ceracífera, Álamo temblón, Castaño rojo.

GRUPO II - Los que sienten incertidumbre: Ceratostigma, Escleranto, Genciana, Aulaga, Hojarazo, Avena Silvestre.

GRUPO III - Los que no muestran interés por el presente: Clemátide, Madreselva, Rosa silvestre, Olivo, Castaño blanco, Mostaza, Brote de Castaño.

GRUPO IV - Los que se sienten solos: Violeta de Agua, Impaciencia, Brezo.

GRUPO V - Los Hipersensibles: Agrimonia, Centaura, Nogal, Acebo.

GRUPO VI - Los que están desesperados y abatidos: Alerce, Pino silvestre, Olmo, Castaño dulce, Estrella de Belén, Sauce, Roble, Manzana silvestre.

GRUPO VII - Los que sufren por los otros: Achicoria, Verbena, Vid, Haya, Agua de Roca.

GRUPO I: LOS QUE TIENEN MIEDO

1.- HELIANTEMO (ROCK ROSE)

2.- MÍMULO (MIMULUS)

3.- CERACÍFERA (CHERRY PLUM)

4.- ÁLAMO TEMBLÓN (ASPEN)

5.- CASTAÑO ROJO (RED CHESNUT)

1.- HELIANTEMO (ROCK ROSE):

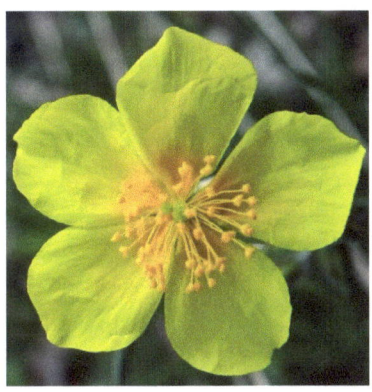

Biotipo reaccional: Es el remedio aconsejado en las emergencias, noticias graves, en los accidentes y en las enfermedades repentinas. Es muy adecuado para los casos desesperados, en que el paciente se encuentra muy asustado, pudiendo llegar a mostrarse aterrorizado, o cuando la situación es suficientemente grave como para angustiar a quienes lo acompañan. Imposibilidad de llegar a la acción por miedo paralizante. Si el paciente no está consciente, el remedio se puede administrar humedeciendo los labios y mojando los pulsos. Síntomas: El terror nos pone los "pelos de punta", sudoración fría, ganas de salir corriendo. En veces sensación de endurecimiento en la "boca del estómago", Miedo paralizante que impide razonar con lucidez y actuar con rapidez. Sentimientos de indefensión e impotencia muy grandes que nos impiden actuar y defendernos.

Heliantemo está indicado en: Miedo y dificultades, situaciones traumáticas, violaciones, robos, atracos, atentados, ataques de pánico, delirios de persecución, fobias agudas, en trastornos del sueño y pesadillas.

Característica principal: Terror, pánico, miedo paralizante, miedo extremo.

¿Qué aporta la flor?: Heliantemo es uno de los remedios de emergencia. Mejora todo proceso emocional que tenga que ver con crisis de angustia, ansiedad, etc. Se puede usar como preventivo en procesos de pánico repetitivos. La esencia da valor y coraje que permiten a la persona actuar positivamente. Da a la persona coraje, tenacidad y prontitud en la acción.

2.- MÍMULO (MIMULUS):

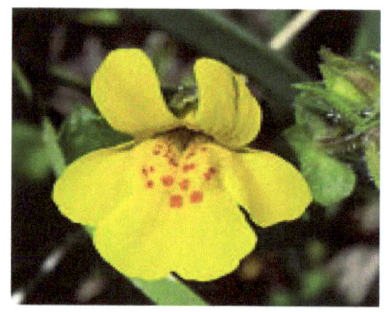

Biotipo reaccional: Para las personas que tienen miedo a cosas terrenales como: la enfermedad, el dolor, los accidentes, la pobreza, la oscuridad, la soledad, las desgracias. Personas asustadizas, frágiles, con poco sentido del humor, que pasan desapercibidas y que perciben el mundo de manera amenazante. . Estas personas son tímidas y reservados, se sonrojan fácilmente, llegando incluso a tartamudear, y conviven con sus temores en silencio y secretamente, sin hablar de ellos libremente con los demás. Es una timidez por miedo. Se debe dar a personas que sufran de fobias, tic nerviosos, tartamudez, y en todos los estados que cursen con miedo a moverse.

Característica principal: Miedo de origen conocido.

¿Qué aporta la flor?: Mímulo da a la persona comprensión, apertura y coraje. Excelente para todo tipo de fobias (a las alturas, a la soledad, a las enfermedades, a los ladrones, a los perros, a la muerte, etc.). Excelente para la timidez y los síntomas de temor asociados: locuacidad, tensión, inhibición, tartamudez, rubor, transpiración, vergüenza. Útil para la persona que esconde y calla sus miedos.

3.- CERACÍFERA (CHERRY PLUM):

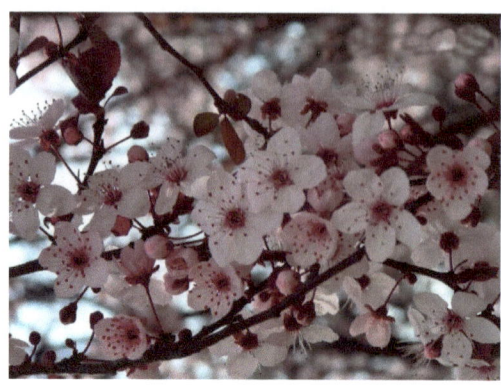

Biotipo reaccional: Para las personas que temen que la mente se descontrole. Miedo a perder el control de la mente, a perder la razón. Al borde de una crisis nerviosa, sienten que van a explotar, tienen miedo a ceder ante impulsos violentos y llegar a cometer cosas horribles. Estas personas están muy nerviosas y sienten que pueden llegar a perder la razón y cometer actos horrendos en una de sus explosiones de ira. Puede tener tendencia a la autodestrucción, ideas suicidas. Repentinos e incontrolables accesos de ira. Se debe tener en cuenta en pacientes con trastornos obsesivo compulsivos, depresión, melancolía, intento de suicidio, pensamientos suicidas, epilepsia, dolores y estados agudos, migrañas, etc.

Característica principal: Miedo a perder el control.

¿Qué aporta la flor?: Ceracífera es el medicamento floral para el que está al borde de la locura, del suicidio, de hacer algo horrible, de matar. Buena en la desesperación, sobre todo cuando está acompañada de violencia y agresividad. También sirve para las melancolías ansiosas y neurosis obsesivas. Ceracífera da CORAJE Y CALMA a pesar de las circunstancias torturantes.

4.- ÁLAMO TEMBLÓN (ASPEN):

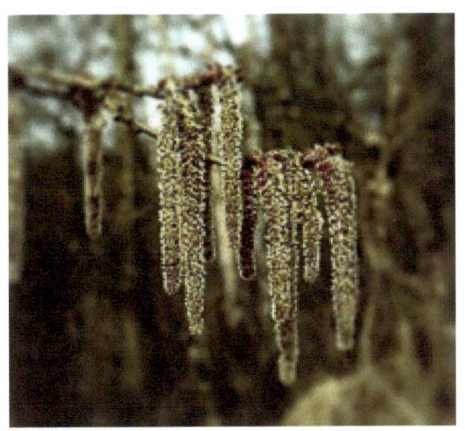

Biotipo reaccional: Para los miedos vagos y desconocidos sobre los que no se puede dar ninguna razón o explicación. Quien los padece se siente aterrado por la sensación de que algo terrible va a suceder, aunque no conoce de que se trata por lo que casi nunca cuenta a los demás sus temores. Angustia que produce un estado de miedo, que aparece y desaparece sin poderlo relacionar con nada. Aprehensión, Presagio, Superstición. Temores que ponen la "carne de gallina" o "los pelos de punta".

Característica principal: Miedo de origen desconocido.

¿Qué aporta la flor?: Álamo temblón (Aspen) da valor ante lo desconocido. Es muy útil en las pesadillas y los "terrores nocturnos" de los niños. Muy útil también en los conflictos emocionales asociados a fobias. Da confianza a la persona que necesita superar los miedos de origen desconocido.

5.- CASTAÑO ROJO (RED CHESNUT):

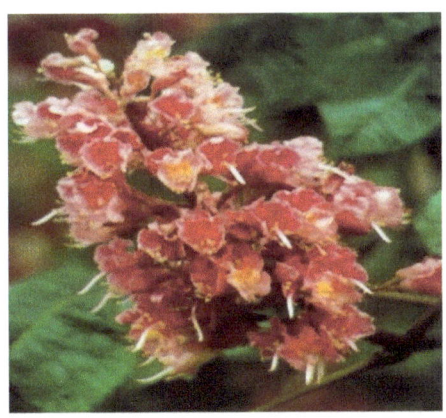

Biotipo reaccional: Demasiada preocupación por el bienestar ajeno. Para aquellos que encuentran difícil dejar de angustiarse o inquietarse por quienes sienten afecto, temiendo siempre que les ocurra lo peor. En muchos casos, quienes padecen este sufrimiento llegan incluso a dejar de preocuparse de sí mismos, a vivir la vida de los demás, se sufre por miedo a que les suceda algo desagradable a sus seres queridos. Anticipación de desgracias y males a los seres queridos.

Característica principal: Miedo por los demás.

¿Qué aporta la flor?: Castaño Rojo controla la imaginación, da pensamiento positivo y confianza en la Divina Providencia. Se relaciona con la posibilidad de ayudar a los demás con amor y tranquilidad interior. Ayuda a vivenciar el "aquí y ahora", fortaleciendo el sentido de "ocupación" frente al de "preocupación".

GRUPO II: LOS QUE TIENEN INCERTIDUMBRE

6.- CERATOSTIGMA (CERATO)

7.- ESCLERANTO (SCLERANTHUS)

8.- GENCIANA (GENTIAN)

9.- AULAGA (GORSE)

10.- HOJARAZO (HORNBEAM)

11.- AVENA SILVESTRE (WILD OAT)

6.- CERATOSTIGMA (CERATO)

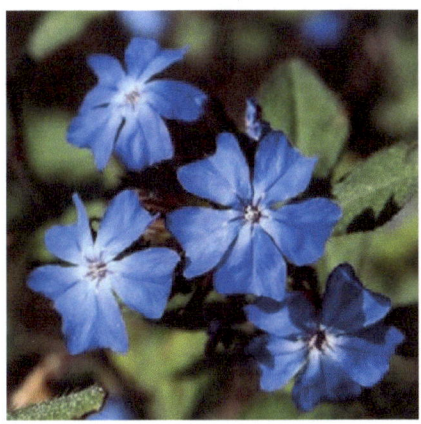

Biotipo reaccional: Para las personas que no tienen autoconfianza para tomar decisiones sin pedir consejo a los demás. Normalmente estas personas estas dotadas de una gran sabiduría interior pero su falta de fe en ellos mismos les hace sentirse incapaces de decidir sin pedir la aprobación de los demás. Personas que no confían en su propio juicio para tomar decisiones y por esta razón piden constantemente consejo a los demás , pudiendo llegar a permitir que les aconsejen mal en contra de sus propias convicciones. Esas personas sufren síntomas de ansiedad y estrés.

Característica principal: Duda del propio criterio.

¿Qué aporta la flor?: Ceratostigma favorece la entrada en contacto con la percepción interior y con la intuición. Despierta la sabiduría interior y da confianza en sí mismo. Excelente en los que se fijan mucho en el "qué dirán", pues les ayuda a escuchar su "voz interior" y a revalorizarse adecuadamente.

7.- ESCLERANTO (SCLERANTHUS):

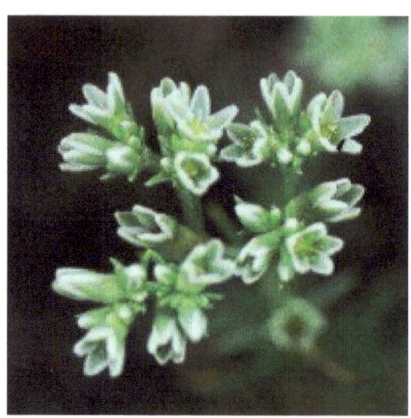

Biotipo reaccional: Para las personas que sufren cuando han de decidirse entre dos cosas, inclinándose alternativamente por una y por otra. Por lo general, como son personas que no suelen pedir consejo y llevan sus dificultades a solas, tienen cambios de humor que pueden parecer inexplicables. Les falta equilibrio y serenidad, tienen un humor fluctuante, y experimentan oscilaciones de ánimo extremas. Son poco fiables por esta causa. Desperdician el tiempo y las oportunidades debido a su indecisión. Síntomas: cefaleas, mareos, inestabilidad nerviosa, rechazo de la comida, cambios de ánimo y de condiciones físicas.

Característica principal: Duda entre dos posibilidades.

¿Qué aporta la flor?: Escleranto es útil en estados mentales, emocionales o físicos que cursan con oscilación cíclica: risa-llanto, alegría-depresión, diarrea-estreñimiento, etc., como en la Psicosis maníaco-depresiva. Estas personas pueden sufrir de mareo, vértigo y desequilibrio en la marcha. Escleranto da estabilidad, determinación, equilibrio y seguridad para decidir.

8.-GENCIANA (GENTIAN):

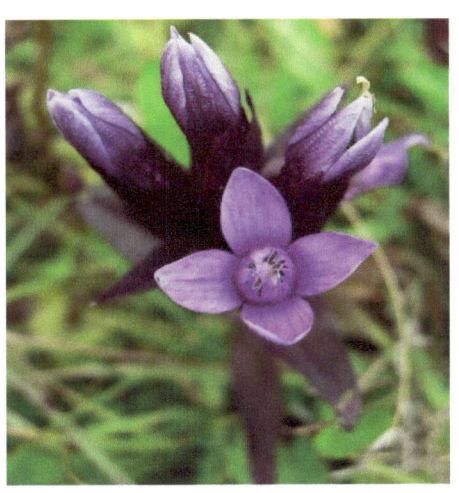

Biotipo reaccional: Para quienes se desaniman y se deprimen fácilmente cuando han de enfrentarse a las dificultades de la vida cotidiana. Estas personas se desalientan y descorazonan al menor contratiempo. Los que lo padecen se desaniman y se deprimen fácilmente cuando las cosas van mal, cuando deben enfrentarse con las dificultades o vérselas con pequeños contratiempos. Su depresión tiene siempre una causa identificable. Síntomas: mal humor, depresión, pesimismo.

Característica principal: Depresión y Desánimo de causa conocida.

¿Qué aporta la flor?: Genciana trae optimismo, coraje y perseverancia a la persona. Anima y da confianza en el futuro, y devuelve la alegría y la esperanza. Genciana está en relación con la fe, la confianza y la integración.

9.- AULAGA (GORSE):

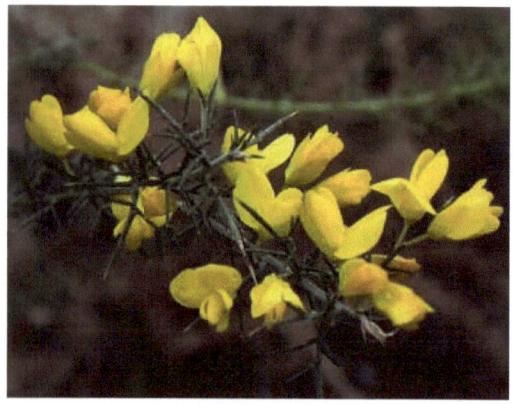

Biotipo reaccional: Para aquellos que en el colmo de la desesperanza, se sienten condenados a sufrir y piensan que no podrán mejorar, hagan lo que hagan. Han tirado la toalla, han dejado de luchar, y están convencidos de que tienen muy pocas esperanzas de aliviarse, que su problema no tiene solución. Pueden estar padeciendo una enfermedad crónica y que se les haya dicho que no hay esperanza. Se sienten condenados al dolor y al sufrimiento y no intentan mejorar. Pueden haber probado diferentes tratamientos para complacer a sus seres queridos, pero sin creer en su eficacia. Síntomas: Palidez, indiferencia, trastornos crónicos.

Característica principal: Desesperación, Desesperanza, Falta de fe y renunciación.

¿Qué aporta la flor?: Aulaga despierta la voluntad de seguir luchando, la fe y la esperanza. Da esperanza y de aceptación de lo que puede depararnos la vida. Aulaga ayuda a enfrentar y vencer las dificultades, cuando parece que todo es en vano. Útil en la falta de fe. En largas convalecencias y en dolencias crónicas.

10.- HOJARAZO (HORNBEAM):

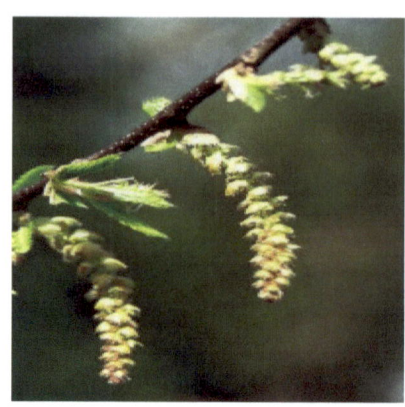

Biotipo reaccional: Para aquellos que amanecen dudando si tendrán capacidad para llevar a cabo todas las tareas del día. Estas personas sienten que no tienen suficiente fuerza mental o física para soportar la carga de los asuntos cotidianos aunque siempre consiguen realizarlos. Sólo con pensar en el trabajo pendiente, la persona se fatiga y siente deseos de posponer las cosas. No soporta la rutina, le parece que todo se repite. Es el cansancio del lunes en la mañana. Síntomas: cansancio mental, dificultad para levantarse en las mañanas, quemazón en los ojos, postración.

Característica principal: Cansancio por fatiga mental y física.

¿Qué aporta la flor?: Hojarazo retira el aburrimiento y el abatimiento, da firmeza, vigor, fortaleza e incentivo para la acción. Es muy útil en fatigas mentales. Aporta vitalidad, paz y tranquilidad necesarias para enfrentarse a la vida diaria.

11.- AVENA SILVESTRE (WILD OAT):

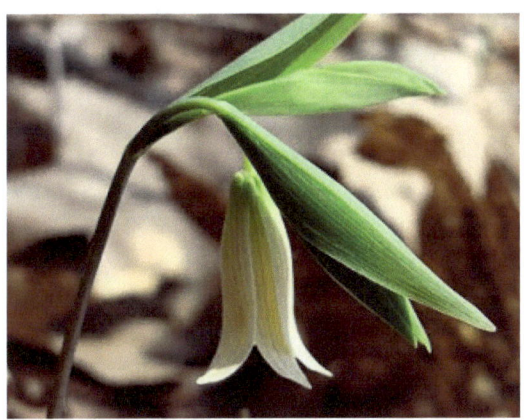

Biotipo reaccional: Es el remedio indicado para quienes han llegado a una encrucijada en la vida porque ambicionan hacer algo importante en la vida y no saben a que dedicarse porque no tienen una vocación definida. Personas que han llegado a una encrucijada en la vida y se encuentran completamente indecisas ante lo que tienen que hacer. Indecisión por el camino a seguir. Síntomas: irritabilidad, cambios frecuentes de trabajo, inestabilidad emocional, problemas con la comida, problemas sexuales, etc.

Característica principal: Insatisfacción por duda de su misión en la vida.

¿Qué aporta la flor?: Avena Silvestre ayuda cuando se tienen que tomar decisiones importantes en la vida, como cambiar de carrera, de profesión, etc... Sirve para cuando se tiene que echar raíces y elegir el trabajo, el oficio, la carrera universitaria, las formas de servicio, etc. Ilumina interiormente para encontrar el camino a seguir.

GRUPO III – FALTA DE INTERÉS POR EL PRESENTE

12.- CLEMÁTIDE (CLEMATIS)

13.- MADRESELVA (HONEY SUCKLE)

14.- ROSA SILVESTRE (WILD ROSE – ESCARAMUJO)

15.- OLIVO (OLIVE)

16.- CASTAÑO BLANCO (WHITE CHESNUT O CASTAÑO DE INDIAS)

17.- MOSTAZA (MUSTARD)

18.- BROTE DE CASTAÑO (CHESNUT BUD)

12.- CLEMÁTIDE (CLEMATIS):

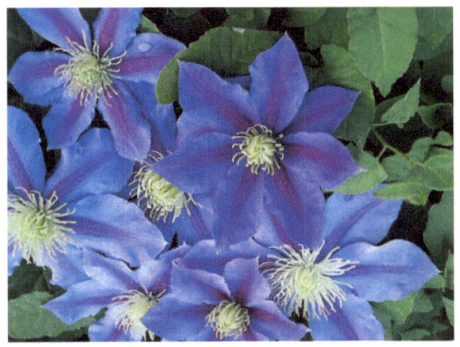

Biotipo reaccional: Para los soñadores, los que viven en un mundo propio, los despistados y desmemoriados. Estas personas no son realmente felices porque ansían tiempos mejores aunque no se esfuerzan en conseguirlos. Su mente se llena de fantasías, y tienen mala memoria, sufren de desconcentración, parecen despistados, tienden a ser propensos a los accidentes. Les gusta estar solos y evitan cualquier tipo de confrontaciones, batiéndose en retirada. No tienen interés en el presente y se proyectan más hacia el futuro. Síntomas: Trastornos de la memoria y del equilibrio, distracción, manos sudorosas y desmayos.

Característica principal: Falta de atención, Indiferencia.

¿Qué aporta la flor?: Clemátide permite poner la atención en el presente, controla la imaginación, y ayuda en la concentración. Útil en estados tales como desmayos, coma, inconciencia, apatía, somnolencia. También cuando hay demasiada ensoñación, para niños que viven "en las nubes". En los soñadores que no tienen "los pies en la tierra".

13.- MADRESELVA (HONEY SUCKLE):

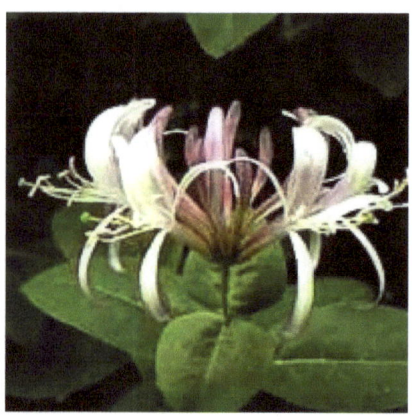

Biotipo reaccional: Para los que viven en el pasado, en un estado de constante añoranza, recordando a seres queridos que ya no están o en las oportunidades perdidas. Estas personas no pueden disfrutar del presente porque el recuerdo del pasado se lo impide. Viven de lo "que pudo ser y no fue, o ya se fue", y no viven el presente. No creen en la felicidad venidera y creen que nada será tan bueno como lo fue en el pasado. Síntomas: crisis de llanto, somnolencia, depresión, apatía.

Característica principal: Nostalgia, vive en el pasado.

¿Qué aporta la flor?: Madreselva libera al paciente de los lazos del pasado. Consuela a los solitarios tales como Viudas, ancianos, huérfanos, etc. Madreselva transforma el pasado en una experiencia vital que permite ver las cosas buenas y malas, y atesorarlas para su propio crecimiento. Útil en el entendimiento y aceptación de las enfermedades congénitas.

14.- ROSA SILVESTRE (WILD ROSE – ESCARAMUJO):

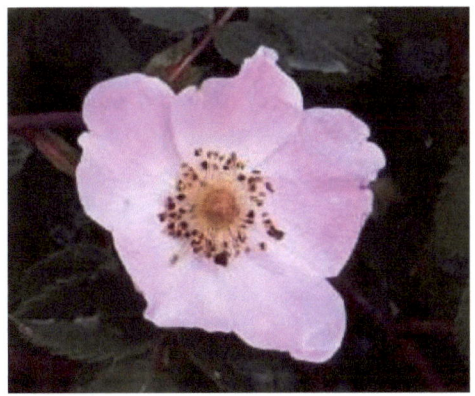

Biotipo reaccional: Para quienes, sin ninguna razón aparente, se han resignado a todo lo que les sucede, sin hacer esfuerzo alguno para modificar su vida. No se quejan porque como se han rendido en la lucha por la vida, están muy apáticas para cambiar sus circunstancias. Están resignadas a una situación desagradable, debida a enfermedad, vida monótona o un trabajo poco grato. Carentes de energía o ambición, se rinden a la lucha sin lamentarse. Síntomas: tristeza, indiferencia, agotamiento.

Característica principal: Apatía y abandono de la lucha por la vida.

¿Qué aporta la flor?: Rosa Silvestre despierta la motivación para mejorar el estado presente. Permite echar mano de la vitalidad y la abnegación interna. Al entrar en contacto con la energía vital, la persona nota cómo le invade una ola súbita de alegría. Comunica con la alegría de vivir, y es muy útil cuando otros medicamentos no actúan. Ayuda en la transformación interna ante los cambios importantes de la vida.

15.- OLIVO (OLIVE):

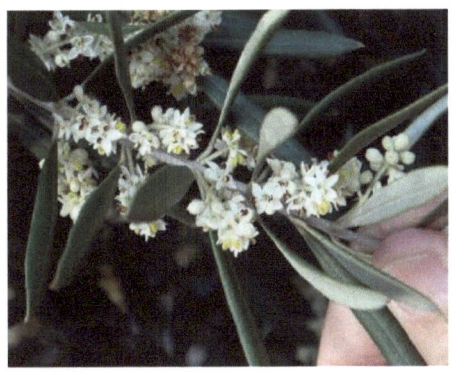

Biotipo reaccional: Para los que han sufrido tanto, física y mentalmente, que se encuentran exhaustos y a punto de llorar. Se han esforzado sobremanera tanto física como mentalmente. Total agotamiento después de una etapa de sufrimiento, trabajo excesivo, o convalecencia, cuando ya no quedan ni fortaleza ni reservas de energía. Su agotamiento no permite estar suficientemente atento a las circunstancias del momento o disfrutar de las mismas. Mucha dificultad para seguir adelante por cansancio y necesidad de recuperarse. Síntomas: infelicidad, agotamiento psico-físico, falta de fuerzas, somnolencia.

Característica principal: Agotamiento Físico y Mental extremo.

¿Qué aporta la flor?: Olivo restaura la vitalidad, la energía, y el interés por seguir viviendo. Sirve para recuperar la energía vital. Olivo es el medicamento para cuando hay situaciones de desgaste moral y anímico, recuperando el ánimo y la fuerza. Olivo mantiene nuestras reservas interiores para continuar en el camino y conservar la serenidad, a pesar del cansancio que nos asalta.

16.- CASTAÑO BLANCO O CASTAÑO DE INDIAS

(WHITE CHESNUT):

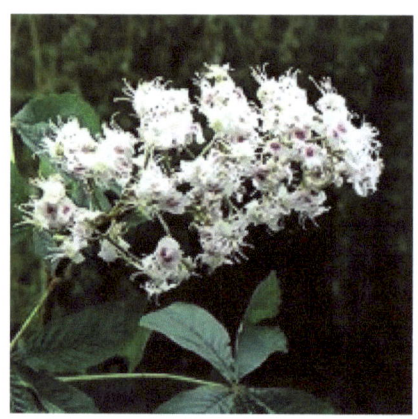

Biotipo reaccional: Para quienes no pueden evitar que su mente se vea invadida por pensamientos no deseados y persistentes. Estas personas padecen pensamientos sobre ideas obsesivas que les inquietan y que no pueden controlar. Puede conducir a la tortura mental y a la depresión, incesante cháchara interior, ecos que reverberan en la cabeza. Síntomas: Dolor de cabeza, insomnio, tensión, accesos de calor, e ideas fijas torturantes.

Característica principal: Pensamientos obsesivos, persistentes y torturantes.

¿Qué aporta la flor?: Castaño blanco calma la mente y las ideas Indeseadas, y permite controlar el pensamiento y la imaginación. Castaño blanco está relacionado con la tranquilidad mental y la capacidad de dirigir el propio pensamiento. Castaño blanco es útil en insomnios por excesiva preocupación mental.

17.- MOSTAZA (MUSTARD):

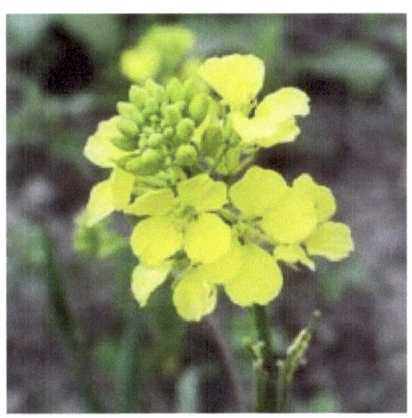

Biotipo reaccional: Para quienes sufren periodos de melancolía o aún de depresión, sintiendo como si una fría nube negra les eclipsara y les ocultara la luz y la alegría de vivir. Estas personas no pueden dar una razón para esos estados depresivos repentinos, bajo los cuales no pueden mostrarse alegres. La persona pierde el interés por la vida. Síntomas: lentitud de reflejos, opresión, melancolía severa y dificultad de llorar.

Característica principal: Tristeza profunda de origen desconocido (Depresión).

¿Qué aporta la flor?: Mostaza da estabilidad interna, alegría y serenidad. Se relaciona con la serenidad interior y la claridad de ideas que permite resistir incluso cuando las condiciones son difíciles. Ayuda a vivir con serenidad y claridad de espíritu.

18.- BROTE DE CASTAÑO (CHESNUT BUD):

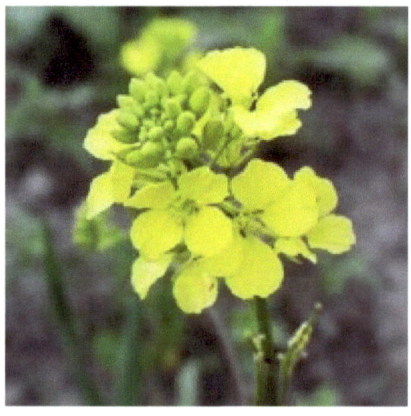

Biotipo reaccional: Para quienes no saben aprovechar la observación y las experiencias, porque pasan por la vida sin pararse a pensar qué es lo que están haciendo.

Repiten una y otra vez los mismos errores y en vez de aprender de las dificultades pasadas, intentan olvidarlas, no disponiendo así de una base para tomar futuras decisiones. No aprenden con la experiencia, y por ello no consiguen progresar en la vida.. Síntomas: dolor de cabeza, gastritis, apatía, problemas de aprendizaje, y tendencia a padecer las mismas dolencias.

Característica principal: No-asimilación. Errores repetidos. No aprenden.

¿Qué aporta la flor?: Brote de castaño da atención y capacidad de sacar provecho de la experiencia. Muy útil en casos de problemas de aprendizaje, retraso mental y problemas que tengan que ver con el desarrollo y la madurez de todo orden.

GRUPO IV: LOS QUE SE SIENTEN SOLOS

19.- VIOLETA DE AGUA (WATER VIOLET)

20.- IMPACIENCIA (IMPATIENS)

21.- BREZO (HEATHER)

19.- VIOLETA DE AGUA (WATER VIOLET):

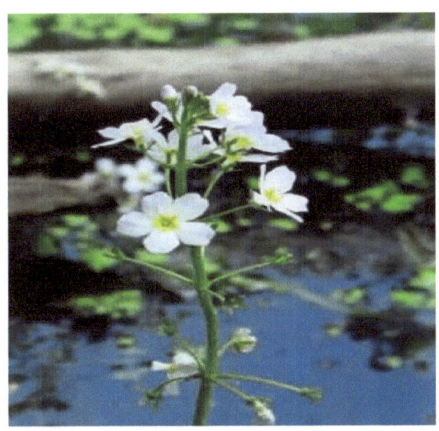

Biotipo reaccional: Se creen superiores a los demás. Auto-centramiento, individualismo, Independencia. Para aquellos que son reservados y gustan de estar solos. Estas personas son eruditas y educadas que aunque no imponen sus opiniones a les demás, tienen un sentimiento de superioridad que les hace mostrarse soberbios y fríos. Ese sentimiento de superioridad los lleva a no interferir en asuntos ajenos, y a separarse de los demás (soledad), y a cierta rigidez mental. Síntomas: tensiones musculares, reumatismo, dificultad para descansar, alergias.

Característica principal: Conciencia de superioridad.

¿Qué aporta la flor?: Violeta de agua da humildad, amor, apertura, flexibilidad y fraternidad. Violeta de agua está relacionada con la humildad, la amabilidad y la sabia serenidad. Favorece la apertura espiritual y suaviza el temperamento.

20.- IMPACIENCIA (IMPATIENS):

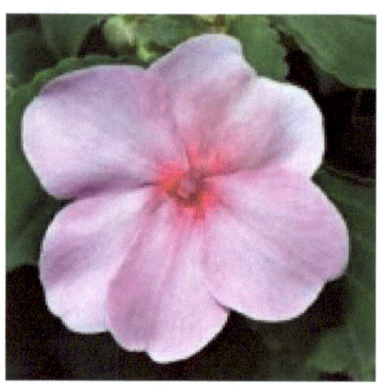

Biotipo reaccional: Impaciencia. Para quienes son rápidos de pensamiento y de acción, son enérgicos y quieren que todo se haga al instante. Estas personas son rápidas en todos sus actos y se irritan también muy rápidamente y les cuesta trabajar en equipo, debido a su poca tolerancia y por querer imponer su ritmo a los demás. Actúan, piensan y hablan rápidamente, son enérgicos pero irritables, impacientes, nerviosos y tensos. Su irritación es con el ritmo de las cosas o personas. Se quedan solos porque les parece que las demás personas son muy lentas y prefieren trabajar a su propio ritmo. Síntomas: tensiones musculares, trastornos digestivos, insomnio.

Característica principal: Impaciencia, irritabilidad.

¿Qué aporta la flor?: Impaciencia da relajación, paciencia y tolerancia. Está relacionada con la tranquilidad, la espontaneidad y la inteligencia operativa. Útil en emociones asociadas a reacciones "apuradas"

21.- BREZO (HEATHER):

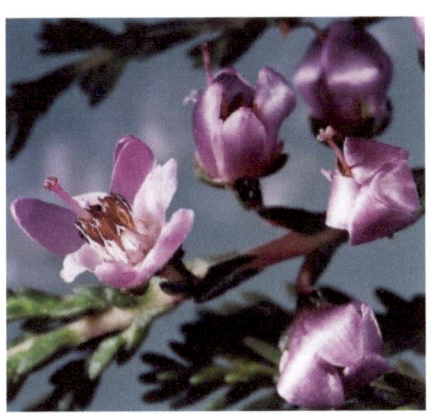

Biotipo reaccional: Para las personas egocéntricas e hipocondríacas que siempre están buscando la compañía de cualquiera que se encuentre disponible (no les gusta estar solas). Estas personas no tienen ningún interés por los problemas ajenos (roban la energía de los demás= "vampiros energéticos") y casi siempre son rehuidas (esa es su soledad), aunque no lo noten o lo traten de ignorar. Hablan compulsivamente y necesitan público a su alrededor para hablar detalladamente de ellos mismos y exagerar a menudo sus dolencias. Personas hipocondríacas y egocéntricas. Síntomas: trastornos imaginarios, insomnio, claustrofobia, pusilanimidad.

Característica principal: Egocentrismo, locuacidad, hipocondría, miedo a la soledad.

¿Qué aporta la flor?: Brezo da capacidad de escuchar, de ayudar a los demás, y de respetar el tiempo de los demás. Brezo se relaciona con la capacidad de escuchar, con la comprensión de los demás, y con la disposición de prestar ayuda a los que la necesiten.

GRUPO V: LOS HIPERSENSIBLES

22.- AGRIMONIA (AGRIMONY)

23.- CENTAURA (CENTAURY)

24.- NOGAL (WALNUT)

25.- ACEBO (HOLLY)

22.- AGRIMONIA (AGRIMONY):

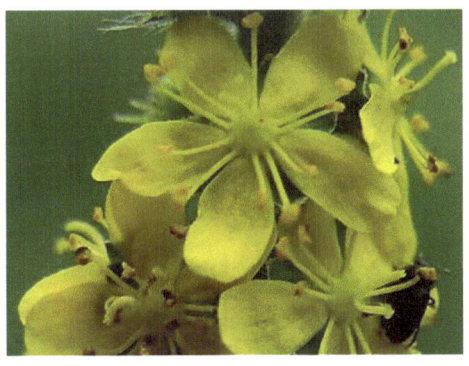

Biotipo reaccional: Preocupaciones enmascaradas por alegría. Para las personas joviales y alegres que aman la paz y se angustian con las discusiones. Estas personas están atormentadas por sus problemas, que ocultos por sus bromas les angustian, tanto es así que pueden llegar a excesos con el alcohol o las drogas con tal de sentirse felices. Su tormento suele emerger por las noches bajo la forma de pensamientos agitados. No les gusta estar solos, buscan compañía para distraerse y necesitan estar continuamente haciendo algo para ocultar su malestar interior. Síntomas: tic nerviosos, anorexia, bulimia, dependencia del alcohol o psicofármacos.

Característica principal: Sufrimiento y tortura interior Bajo una máscara de alegría.

¿Qué aporta la flor?: Agrimonia da capacidad de reconocer abiertamente sus problemas y despierta la alegría interior. Agrimonia da a la persona la posibilidad de sentir alegría sincera y paz interior.

23.- CENTAURA (CENTAURY):

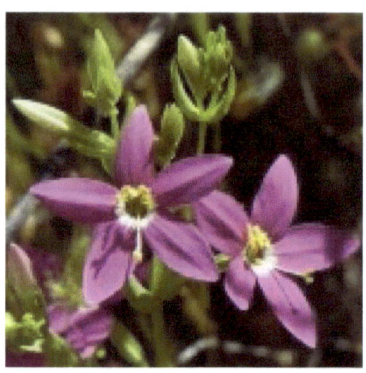

Biotipo reaccional: Voluntad influenciable, Servilismo. Baja autoestima. Indicada para aquellos que solo piensan en agradar y hacer lo correcto. Estas personas siempre se sienten dominados por los demás porque les cuesta decir que no y por lo tanto siempre ceden a los deseos de los demás y acaban por hacer más trabajo del que realmente pueden. Generalmente tímidas, tranquilas, educadas, no son buenas para hacer valer su propia voluntad y a menudo ceden al dictado de los demás. Síntomas: Agotamiento, sensación de cansancio, palidez.

Característica principal: Voluntad influenciable, Servilismo, No saben decir NO.

¿Qué aporta la flor?: Centaura da autenticidad, liberación y capacidad de decir NO. Centaura da a la persona la posibilidad de desarrollar una fuerte individualidad, que sabe cuándo ceder y cuándo recibir.

24.- NOGAL (WALNUT):

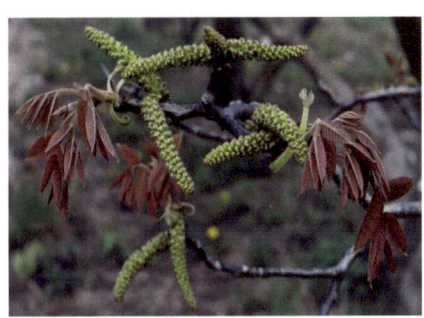

Biotipo reaccional: Inadaptación. Para aquellos que tienen claramente definidos sus ambiciones en la vida, pero que tentados por las convicciones de los demás se apartan de sus ideales. Estas personas son muy sensibles al ambiente en que se encuentran porque absorben las tensiones de todo el que les rodea. Para los que se encuentran en un período transición y de transformación, y que se sienten a disgusto con ello. Síntomas: inestabilidad emocional, nostalgia del pasado, rechazo al cambio, dificultad de adaptación, pubertad, embarazo, menopausia, matrimonio, divorcio, etc.

Característica principal: Inadaptación, Apegos, rechazo al cambio.

¿Qué aporta la flor?: Nogal da determinación, constancia y protección contra influencias externas. Nogal es el remedio "rompe hechizos", que protege contra ataques de magia o agresiones dinámicas. Utilizada durante las épocas de mayor cambio vital: dentición, pubertad, embarazo, menopausia, divorcio, mudanzas o cambios de trabajo. Facilita la transición de lo viejo a lo nuevo. Proporciona constancia y protección a la influencia de los demás.

25.- ACEBO (HOLLY):

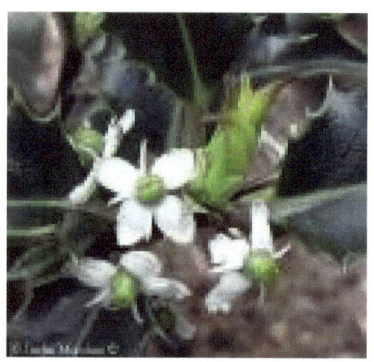

Biotipo reaccional: Para aquellos que en ciertas ocasiones se sienten asaltados por emociones conflictivas, tales como celos, envidia, venganza, sospechas, etc., o padecen distintas formas de vejación.

Con frecuencia, suelen sufrir mucho internamente, aunque no exista una causa real que justifique sus padecimientos. son inseguros sin darse cuenta, suspicaces y agresivos. Es hipersensible, por eso cuando está enfadado, para defenderse, ataca. Al sufrir internamente, y al carecer de capacidad de amar, sienten una ira generalizada hacia sus semejantes. Este odio puede hacerles sufrir mucho. Síntomas: relaciones difíciles con los demás, depresión, insomnio, miedo a ser excluidos.

Característica principal: Celos, Envidia, Odio.

¿Qué aporta la flor?: Acebo despierta el amor universal y la comprensión. Está relacionado con el gran potencial del amor y con la apertura del corazón. Es el "catalizador previo", en caso de que los tratamientos vibracionales no respondan adecuadamente a causa de estados de ánimo negativos.

GRUPO VI: LOS QUE ESTÁN DESESPERADOS Y ABATIDOS

26.- ALERCE (LARCH)

27.- PINO SILVESTRE (PINE)

28.- OLMO (ELM)

29.- CASTAÑO DULCE (SWEET CHESNUT)

30.- ESTRELLA DE BELÉN (STAR OF BETHLEHEM)

31.- SAUCE (WILLOW)

32.- ROBLE (OAK)

33.- MANZANO SILVESTRE (CRAB APPLE)

26.- ALERCE (LARCH):

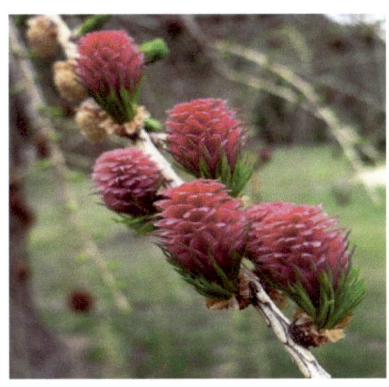

Biotipo reaccional: Para aquellos que tienen una baja opinión de sí mismos porque no se consideran tan aptos y capaces como los que le rodean. La seguridad de que va a fracasar les frena a la hora de arriesgar, por lo que nunca se esfuerzan por intentar ninguna empresa. Creen que no tendrán éxito, y anticipan el fracaso debido a sentimientos de inseguridad, minusvalía y complejo de inferioridad. Esto se debe a que continuamente se están comparando con los demás. Tienen pensamientos negativos y un profundo sentimiento de fracaso ante la vida, que los lleva al abatimiento. Se caracterizan por el "no hacer", se auto-limitan. Síntomas: mal humor, búsqueda del aislamiento, sensación de impotencia, problemas sexuales.

Característica principal: Anticipación del fracaso por Inseguridad. Sentimiento de Inferioridad.

¿Qué aporta la flor?: Alerce confiere confianza y seguridad en sí mismo, y acrecienta el deseo de alcanzar el éxito. Alerce está relacionado con la confianza en uno mismo y en la propia capacidad real.

27.- PINO SILVESTRE (PINE):

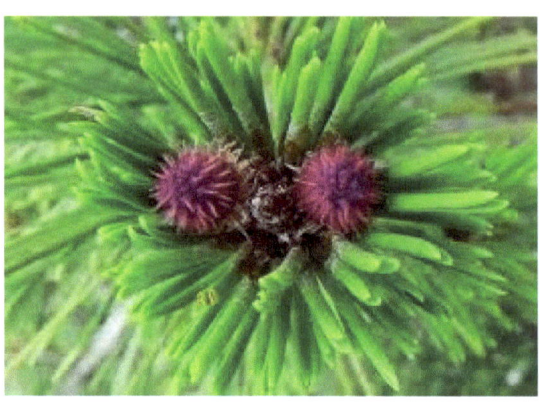

Biotipo reaccional: Para aquellas personas los que se culpan a sí mismas y que siempre piensan que lo podían haber hecho mejor, <u>aun teniendo éxito en todo lo que hacen</u>. Nunca están contentos con los resultados de su trabajo aunque les haya costado grandes esfuerzos, de modo que sufren mucho por los defectos que dicen tener. Aunque ellos no tengan la culpa, <u>tienden a sentirse responsables de cualquier error cometido por otra persona</u>. Se sienten indignos y faltos de mérito, <u>mostrándose humildes y pidiendo siempre perdón</u>. Este complejo de culpa destruye su alegría de vivir. Síntomas: sentimiento de inferioridad y vergüenza, ansiedad, melancolía.

Característica principal: Sentimiento de culpa, Insatisfacción.

¿Qué aporta la flor?: Pino silvestre da capacidad para perdonarse a sí mismo, y abre la mente para una correcta auto-evaluación. Pino silvestre se relaciona con el perdón, el arrepentimiento y la comprensión de la condición humana.

28.- OLMO (ELM):

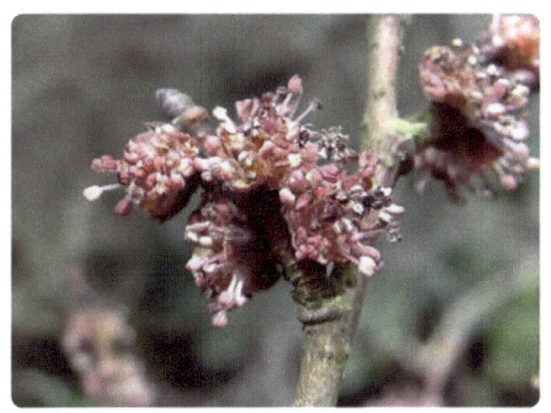

Biotipo reaccional: Para aquellas personas que sufren de incapacidad temporal, es un estado pasajero ocasionado por un exceso de tareas a realizar. Estas personas tienen tendencia a aceptar demasiado trabajo sin pensar en ellas mismas y como resultado se agotan y se deprimen, con una pérdida pasajera de su autoestima. Se sienten abrumados y agobiados por la responsabilidad, por la vida cotidiana, por el dolor, etc. Síntomas: Trastornos psicosomáticos, nerviosismo, sensación de malestar.

Característica principal: Sentimiento de incapacidad cuando se siente abrumado por responsabilidades.

¿Qué aporta la flor?: Olmo corrige el abatimiento y restaura la confianza en sí mismo. Olmo se relaciona con la responsabilidad equilibrada, que aporta bienestar incluso a quienes le rodean.

29.- CASTAÑO DULCE (SWEET CHESNUT):

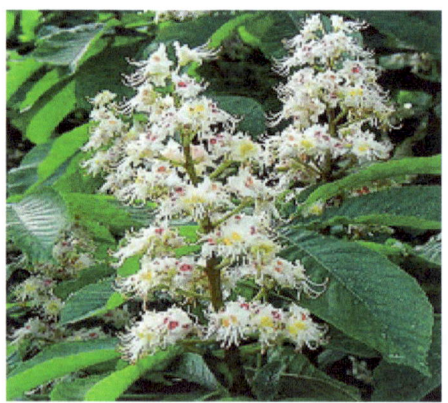

Biotipo reaccional: Para aquellas personas que atraviesan momentos de angustia tan fuerte que les resulta insoportable y piensan que han llegado al límite de sus fuerzas. Estas personas se sienten desesperadas con una profunda tristeza y un abatimiento que no les queda más opción que ver al futuro como algo desolador e irremediable. Parece imposible que una persona pueda soportar tanto: cree que Dios le ha abandonado. Síntomas: desánimo agudo, agotamiento nervioso, pérdida de cabello.

Característica principal: Desesperanza, Desesperación y Angustia extrema, al límite de la resistencia.

¿Qué aporta la flor?: Castaño dulce devuelve la fe y la capacidad de esperar ayuda. Castaño dulce se relaciona con la transformación y la sensación de paz y de liberación que se deriva de ella. Útil cuando se vivencia la "noche negra del alma" y no queda nada, salvo la destrucción, como ocurre en situaciones terminales reales o imaginarias, como en los procesos de muerte.

30.- ESTRELLA DE BELÉN (STAR OF BETHLEHEM):

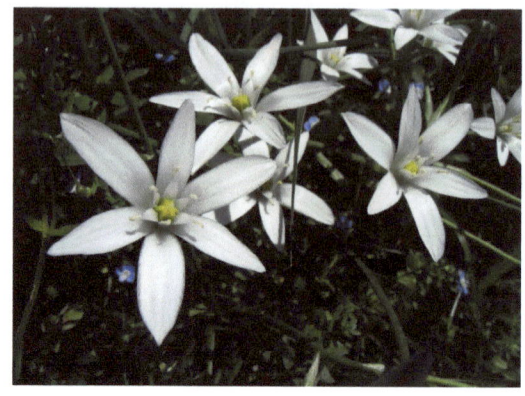

Biotipo reaccional: Para tratar los efectos que surgen tras un shock mental o físico, tras un accidente, aflicción, malas noticias, una decepción repentina, muerte de un ser querido, etc... Para aquellas personas que tienen el trauma de haber vivido situaciones de gran infelicidad, durante cierto tiempo. Estas personas no buscan el consuelo en los demás y para ello crean una pantalla protectora que les dificulta el demostrar sus sentimientos. Síntomas: tensión en la garganta, trastornos en la deglución, enfermedades psicosomáticas, dismenorrea, sensación de torpeza.

Característica principal: Shock físico o psíquico. Todo tipo de traumas y sus secuelas.

¿Qué aporta la flor?: Estrella de Belén consuela y calma los dolores y las penas. Se relaciona con la superación de las experiencias negativas para recuperar la propia dirección vital.

31.- SAUCE (WILLOW):

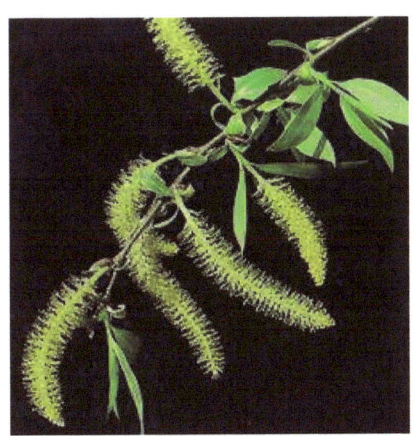

Biotipo reaccional: Para aquellas personas que sienten autocompasión, amargura y resentimiento por las adversidades sufridas e inaceptadas. Estas personas juzgan la vida según el éxito que se consigue en ella y pueden llegar a experimentar rencor por aquellos que sí son felices, ya que creen que sus infortunios son totalmente injustos. Tienen la sensación de haber sido engañados por la vida. Son los que dicen: ¡No me lo merezco!, ¿porqué a mí?. Son gruñones, irritables, críticos y disfrutan contagiando tristeza. Síntomas: victimismo, trastornos digestivos, amargura, úlcera, tendencia a ver siempre los aspectos negativos.

Característica principal: Resentimiento y Amargura por causas ajenas.

¿Qué aporta la flor?: Sauce facilita la aceptación de la responsabilidad de su destino, porque da la comprensión del Karma. Sauce está relacionado con el sentido de la responsabilidad y el optimismo.

32.- ROBLE (OAK):

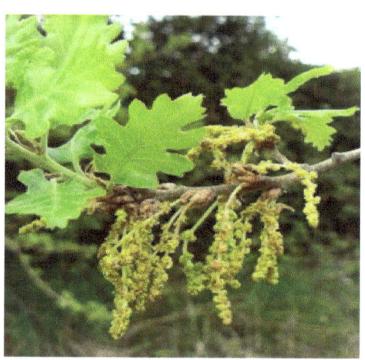

Biotipo reaccional: Para aquellas personas resistentes y valerosas que se entregan completamente al trabajo sin permitirse descansar hasta que no lo dan por acabado. Se sienten guiados por un fuerte sentimiento del deber y hacen oídos sordos a las necesidades de su cuerpo y siguen trabajando aunque la fatiga se haya adueñado de ellos. Mira siempre hacia delante, pero tiene demasiada rigidez, y por su falta de elasticidad, al final se rompe. Guiados por un fuerte sentimiento del deber, son serviciales para con los demás, concienzudos y dignos de crédito. Síntomas: dolores de espalda, colapsos nerviosos, manos sudorosas, desvanecimientos, estados de ansiedad, cálculos.

Característica principal: Sentido excesivo del deber. Lucha a pesar del desaliento y las dificultades.

¿Qué aporta la flor?: Roble da la capacidad de aceptación del descanso, del reposo, de la distracción y el reconocimiento del abuso debido a exceso de trabajo. Se relaciona con la resistencia, la fuerza, la tenacidad y el coraje para salir adelante, manteniendo una actitud equilibrada.

33.- MANZANO SILVESTRE (CRAP APPLE):

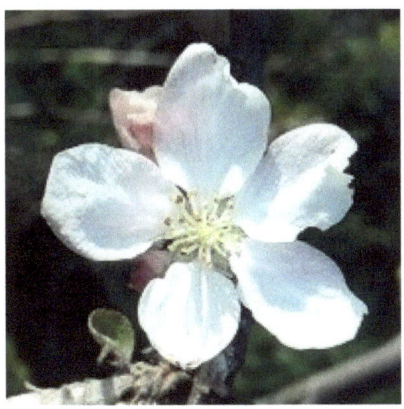

Biotipo reaccional: Para aquellos que sienten como si en ellos existiese algo que no está del todo limpio.

Sienten vergüenza y culpa hacia manifestaciones propias que ellos consideran negativas y buscan ansiosamente el desembarazarse de todo eso que les preocupa y 'sobra'. Se sienten sucios y no se gustan a sí mismos. Síntomas: limpieza exagerada de la casa o de las manos, etc., no aceptan ser tocadas o besadas, obsesión por trivialidades, problemas cutáneos, exceso de sudor o mucosidades, se desalientan fácilmente si el tratamiento no responde, miedo a las enfermedades, alergias.

Característica principal: Sentimiento de suciedad o vergüenza.

¿Qué aporta la flor?: Manzano silvestre da la capacidad de ver las cosas en sus justas proporciones, dándonos así la dimensión correcta de uno mismo y de los episodios que nos afectan o atañen al mundo exterior. Se relaciona con la pureza y la limpieza de los propósitos, con el equilibrio interior y la desintoxicación. Se debe dar en cualquier proceso de purificación o de "desintoxicación" emocional.

GRUPO VII: LOS QUE SUFREN POR LOS OTROS

34.- ACHICORIA (CHICORY)

35.- VERBENA (VERVAIN)

36.- VID (VINE)

37.- HAYA (BEECH)

38.- AGUA DE ROCA (ROCK WATER)

34.- ACHICORIA (CHICORY):

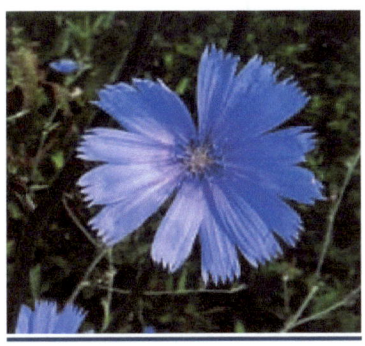

Biotipo reaccional: Para aquellos que se preocupan demasiado por los demás, pero que lo hacen egocéntricamente, esperando recibir algo a cambio. Les cuesta dar amor sin imponer condiciones, intentan controlar sus seres queridos y esperan que los demás se avengan a su escala de valores. Se entrometen en la vida de quienes aman, encontrándoles continuamente defectos para disfrutar corrigiéndolos. Son entrometidos, críticos, obstinados y discutidores. Dan, pero le cuentan a todo el mundo que dieron y lo buenos que son. Tienen miedo a ser excluidos afectivamente y por eso someten y manipulan con su "desprendimiento". Síntomas: enfermedades psicosomáticas, artritis, especialmente de rodilla, depresión, trastornos coronarios.

Característica principal: Egoísmo, posesividad, amor posesivo, exigencia de atención.

¿Qué aporta la flor?: Achicoria despierta el amor incondicional. Está en relación con el amor maternal sincero no interesado, la amabilidad y el cuidado afectuoso de los demás. Enseña a amar y dar en forma desinteresada.

35.- VERBENA (VERVAIN):

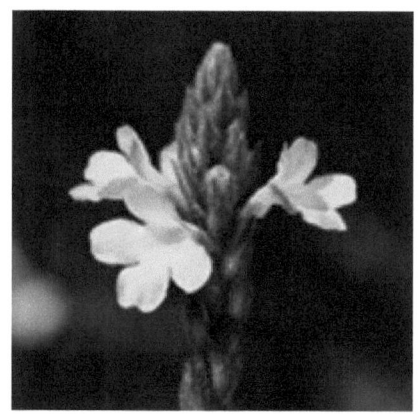

Biotipo reaccional: Exceso de entusiasmo. Para aquellos con fuertes principios e ideas fijas, como están seguros de tener la razón no suelen cambiarlas y hacen todo cuanto pueden para convencer a los demás de sus ideas. Estas personas tienen una gran fuerza de voluntad, son hiperactivos, mantienen puntos de vista inamovibles y vuelcan sus esfuerzos para poder llevar a cabo todo el trabajo del que se hacen cargo. Se irritan muy fácil y se frustran cuando se les contradicen sus principios. Síntomas: irritabilidad, obstinación, hiperactividad, tic nerviosos, dolor de espalda, tensión muscular y emocional.

Característica principal: Exceso de entusiasmo, fanatismo, obstinación.

¿Qué aporta la flor?: Verbena da calma, ayuda a recuperar el exceso de entusiasmo dando habilidad para relajarse, capacidad de cambio en las ideas y flexibilidad. Está relacionada la disciplina intelectual, con el entusiasmo y la voluntad.

36.- VID (VINE):

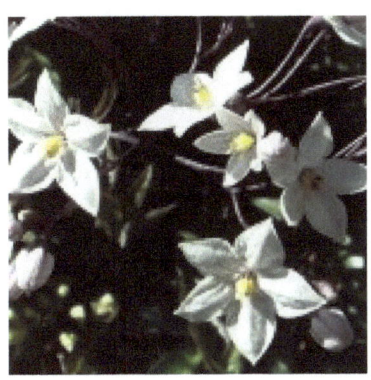

Biotipo reaccional: Para los que están seguras de su propio talento, creen saberlo todo mejor que nadie y que pueden llegar a pisar a cualquiera que se ponga en su camino. Son agresivos y orgullosos y 'escalan' sin mirar quien se interpone en su camino. Gente que domina al prójimo y pueden hacer callar a los demás. A menudo eficaces, incluso dotados y ambiciosos, utilizan sus dotes de mando para dominar y someter a los otros. Agresivos y orgullosos, pueden ambicionar ávidamente el poder y, ser incluso arrogantes y crueles. No hacen caso de las opiniones y deseos de los demás. Síntomas: Rigidez mental, insomnio, inapetencia, cólera, inflexibilidad excesiva, insociabilidad.

Característica principal: Dominación, Inflexibilidad, Autoritarismo, Liderazgo.

¿Qué aporta la flor?: Vid ayuda al paciente a ser tolerante, gentil, flexible, y a utilizar las cualidades de líder constructivamente. Vid se relaciona con el principio del orden natural, de la autoridad y de la capacidad de influir positivamente en los demás.

37.- HAYA (BEECH):

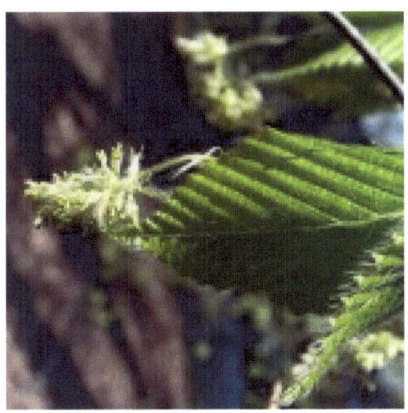

Biotipo reaccional: Para aquellas personas que sintiendo la necesidad de ver más bondad y belleza en todo lo que los rodea, critican constantemente a los demás, irritándose por sus defectos. Estas personas les cuesta ver lo bueno que hay en los demás, y acostumbran a mostrarse intolerantes con los demás, y son críticos y arrogantes porque están convencidos de que siempre tienen razón. No hacen concesiones fácilmente. Están convencidos que ellos tienen la razón y que los demás están equivocados. Síntomas: trastornos gastrointestinales, deseo de alimentos excitantes, descontento, dolor en las articulaciones.

Característica principal: Intolerancia, Crítica hacia los demás.

¿Qué aporta la flor?: Haya da indulgencia, comprensión y tolerancia por costumbres, hábitos e idiosincrasias ajenas. Haya se relaciona con la oportunidad de ver la belleza y bondad en todo lo que nos rodea y, así, volvernos más comprensivos y tolerantes.

38.- AGUA DE ROCA (ROCK WATER):

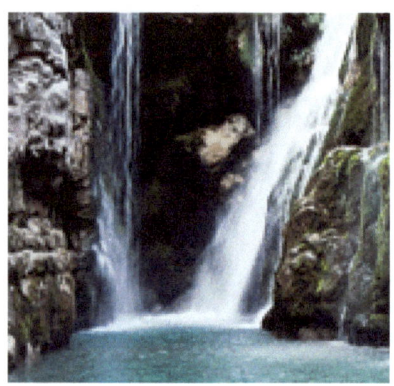

Biotipo reaccional: Para las personas que son muy abnegadas, rígidas y estrictas en su forma de pensamiento y de vida. No se dan muchas de las alegrías o placeres que les gustaría, porque consideran que eso interferirá en su trabajo. Como esperan ser el ejemplo para atraer a otros a seguir sus ideales, resultan muy severos consigo mismos porque como desean mantenerse siempre en buena salud y fuertes, hacen cualquier sacrificio para conseguirlo. Llegan a reprimirse hasta el punto de martirizarse, y buscan la perfección y esperan que su ejemplo cunda en los demás. Síntomas: rigidez de cuello y extremidades, adopción de dietas rígidas aunque no sea necesario, rechazo a dejarse seducir por los placeres de la vida.

Característica principal: Auto represión, Deseo de ser tomado como ejemplo.

¿Qué aporta la flor?: Agua de roca permite la autocompasión, evitando la represión y el auto-castigo. Agua de roca se conecta con la disciplina de la libertad interior y la integración responsable.

39.- REMEDIO DE RESCATE (RESCUE REMEDY):

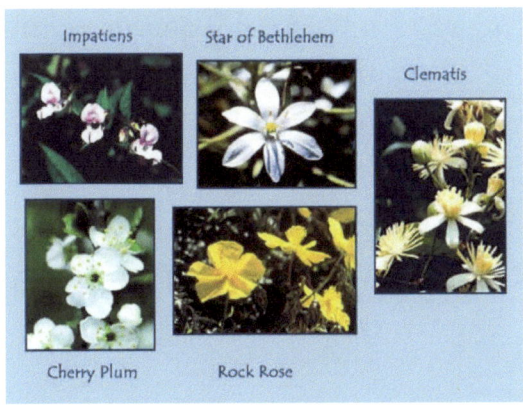

El RESCATE (RESCUE REMEDY) se considera como un único remedio aunque está compuesto por Heliantemo (Rock Rose), Clemátide (Clematis),

Impaciencia (Impatiens), Cerasífera (Cherry Plum) y Estrella de Belén (Star of Bethlehem).

¿Qué aporta la toma de RESCUE REMEDY?: Ayuda en las situaciones de emergencia porque suaviza los efectos emocionales negativos de cualquier tipo de accidente, malas noticias o situaciones imprevistas no deseadas.

La dosificación de RESCUE REMEDY depende de los casos, siendo lo conveniente en una situación de emergencia 4 gotas en un vaso de agua cada 15 ó 20 minutos.

¿Quién debería tomar RESCUE REMEDY?.- Se puede tomar RESCUE REMEDY en las extracciones dentales o gingivitis, en forma de enjuagues: poniendo 4 gotas en un vaso de agua. En caso de querer administrarlo a alguien que se encuentra inconsciente, se le pondrán las 4 gotas directamente en los labios y pulsos.

PREPARACIÓN DE LA TINTURA MADRE Y DEL STOCK

Cuando Bach salía a preparar una esencia, se cuidaba mucho de su estado de ánimo, pues si se encontraba alterado por alguna razón, no podría trabajar armoniosamente con las fuerzas sanadoras de la naturaleza. Hacía algo de meditación, se bañaba exhaustivamente y se vestía con prendas de color blanco.

Es muy importante que la persona que va a recoger las flores esté en un adecuado estado emocional, libre se cualquier sentimiento o pensamiento negativo, de ira, cólera, rencor, resentimiento, miedos, etc. Si la persona está presa de alguno de estos sentimientos, no debe realizar la recogida de las flores, porque afecta la energía de la flor, y por tanto el poder sanador del remedio floral.

Se elige previamente el lugar menos contaminado (sin carreteras, sin torres de energía, sin interferencia de animales o del hombre) donde crece la flor que necesitamos preparar (mucho mejor que sea silvestre), la recolección de las flores hay que hacerla a primeras horas de la mañana, hasta las 9 (hora solar), en un día soleado y sin nubes. También, previamente deben estar preparados los boles y las botellas (totalmente limpios y esterilizados), el agua a utilizar (lo más pura posible, mejor de un arroyo nativo y sin contaminación) y el Brandy puro para preservar la esencia. Entre más se cumpla esto, el remedio será más potente.

Para preparar el remedio se utilizarán solo las flores que están en un estado de floración perfecta, y se elegirán de plantas distintas del mismo lugar.

Preparar la tintura madre de las esencias de Bach es fácil, únicamente hay que distinguir perfectamente la especie que hay que seleccionar para proceder a la elaboración de las tinturas. Los métodos de elaboración son dos: Cocción o ebullición, y Solarización.

Para ambos métodos seleccionaremos las flores a tratar, siempre en un día soleado y que nos sintamos relajados y en paz, en armonía con la naturaleza.

1.- METODO DE COCCION o EBULLICIÓN.

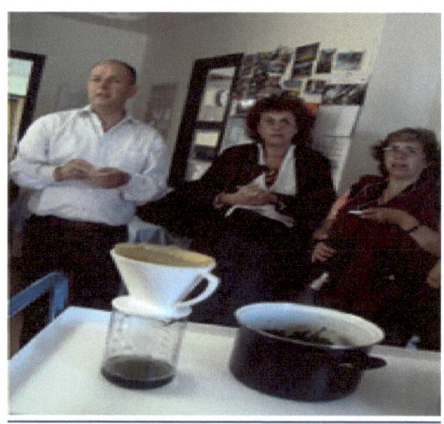

Pondremos las flores y los tallos (de menos de 10 cms), en un recipiente, en un día soleado y antes de las 9:00 de la mañana.

Se utiliza una olla esmerilada o de acero inoxidable (evitar el aluminio), y se llenará ¾ con las flores y los tallos, y el 1/4 restante de agua de manantial (si no tuviéramos agua de manantial `podemos utilizar agua envasada y preferentemente en envase de vidrio). Inmediatamente se lleva al fuego, sin taparla. El tiempo de cocción es de 30 minutos y en caso de tener que remover el contenido se debe utilizar una ramita de la misma planta.

Una vez pase ese tiempo, se retira del fuego y se deja enfriar, y cuando esté fría se cuela y se envasa, mezclándola con una cantidad igual de brandy. El resultado final será la TINTURA MADRE.

2. METODO DE SOLARIZACION.

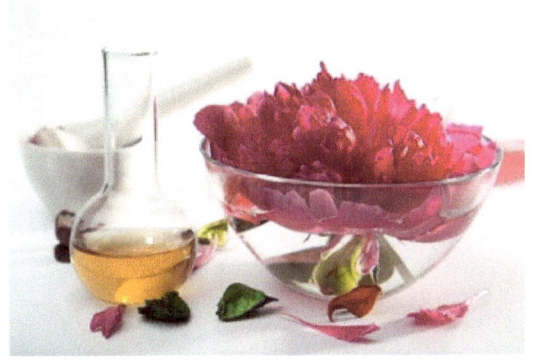

Llenaremos un recipiente de vidrio (bol) con cerca de 300 ml de agua pura procedente de un manantial o de una fuente local (nunca usar agua destilada) y dispondremos en el las flores con un poco del tallo para que no se esparzan las hojas de las flores.

Las flores no deben tocarse con las manos, se deben cortar de manera que caigan directamente al recipiente con agua. Una vez que la superficie del recipiente queda cubierta por una capa de flores, se ponen al sol por un periodo que va desde 3 a 5 horas, dependiendo de la flor, y nos guiaremos por dejar la flor en el agua hasta que se marchite. En ese momento, ya la flor habrá liberado en el agua toda su potencia sanadora. Cuando se marchiten las flores, se retiran del recipiente con una ramita. Si el sol es cubierto por nubes o caen sombras sobre el bol en algún momento, el proceso se debe abandonar.

De este modo se preparan los siguientes remedios: Agrimonia, Centaura, Ceratostigma, Achicoria, Clemátide, Genciana, Aulaga, Brezo, Impaciencia, Mímulo, Roble, Olivo, Heliantemo, Agua de roca, Escleranto, Avena silvestre, Verbena, Vid, Violeta de agua y Castaño blanco.

Una vez efectuado el proceso de solarización, se filtra el líquido (utiliza papel de filtro) y se mezcla con una cantidad igual de brandy. A esta mezcla se le denomina TINTURA MADRE.

Para conseguir la TINTURA MADRE de AGUA DE ROCA (ROCK WATER), se mezclará a partes iguales el agua de algún manantial que tenga propiedades curativas con igual cantidad de brandy. La tintura original se consigue con el agua proveniente de un antiguo manantial de Gales.

Siempre que la Tintura Madre se mantenga en buenas condiciones de almacenamiento (protegida de radiaciones y malas energías), conservará su potencia por mucho tiempo (hasta muchos años).

De la TINTURA MADRE se obtiene el STOCK que consiste en añadir 2 a 3 gotas de TINTURA MADRE por cada 30ml de coñac o Brandy. Es del STOCK de donde se preparan los remedios florales. El stock tiene una duración indefinida.

DOSIFICACIÓN DE LAS ESENCIAS FLORALES

Todos los remedios mencionados en este curso introductorio, no tienen contraindicaciones y por esta razón ninguno de los remedios puede ocasionar daño si se toma equivocadamente por otro remedio más adecuado.

Para prepararlos, según el Centro Bach, hay que poner 2 a 4 gotas de la solución del stock en un vaso de agua que deberá beberse a sorbitos. Esto deberá tomarse al menos

2 veces al día. Una al levantarse y otra antes de acostarse.

También puede hacerse el preparado en un frasco gotero de 30 a 60 cc, llenando el frasco con agua y añadiendo dos gotas de cada una de las esencias escogidas y un poco de brandy a modo de conservante. Si se elige esta opción deberán tomarse cuatro gotas cuatro veces al día poniéndolas debajo de la lengua.

También es posible aplicar las esencias por vía tópica mediante compresas, geles o pomadas en las zonas con dolor o granos.

Según mi experiencia personal, y basado en el hecho de que cuando tomamos los medicamentos energéticos, lo importante es el número de contactos con las mucosas, y, entre más sorbos, más energía del medicamento absorberemos. Sugiero agregar en una botella con agua pura (sin gas) 7 a 10 gotas de cada esencia elegida según sea el caso individual de los pacientes, previa agitación 10 a 15 veces de cada frasco. Luego, tapar la botella y agitarla fuertemente 10 a 15 veces. Luego, tomar el contenido de la botella a sorbos (mínimo 20 sorbos por botella), en el transcurso del día, agitando la botella antes de cada sorbo. Según la necesidad, se puede prescribir tomar 1 a 2 botellas al día, lejos de las comidas. De esa manera, obtendremos una "bomba atómica energética" que ayudará a la sanación efectiva de nuestros pacientes.

Un bol pequeño, de 300 ml proveerá remedio stock para miles de personas. Este tendrá aproximadamente 3.600 gotas. Al agregar igual cantidad de brandy, quedaran 7.200 gotas de la esencia. Y como solo se necesitan 2 gotas para preparar y potenciar una botellita de stock, se podrán preparar 3.600 botellitas de stock. Cada botellita de stock de 30 ml, a la vez, puede preparar 180 botellitas de potente remedio. Por tanto, se pueden obtener más de ½ millón de botellitas de tratamiento a ¡¡¡partir de un bol de 300 ml!!!

BIBLIOGRAFÍA

1.- La curación por las flores, Autor: Edward Bach, Editorial Edaf, 1.931, Centro Bach, Reino Unido.

2.- Cúrese usted mismo, Autor: Edward Bach, Editorial Edaf, 1933, Centro Bach. Reino Unido.

3.- Obras completas del Dr. Bach, Recopiladas por Julián Barnard, Editorial Océano Ámbar, Fundación Bach, 1994.

4.- La curación por las flores, Autor: Edward Bach, Editorial Edaf, 1.931, Centro Bach.

5.- La Curación por las Flores (Cúrese Ud. Mismo; Los Doce Remedios; Catálogo de Remedios de Wheeler), Edward Bach, Recopilación Editorial Edaf, Madrid, 1991.

6.- El gran libro de las Flores de Bach, Evangelina Guastalla, Editorial De Vecchi, Barcelona, España, 1977.

7.- Astrología y Flores de Bach, Autor: Tito Maciá, Editorial Índigo, España, 2.002.

8.- La Luz que nunca se apaga, Autor: Eduardo Grecco, Ediciones Continente, 1998.

9.- Guía de los remedios florales del Dr. Bach, Autor: Julian Barnard, Flower Remedy Programme, Hereford, 1.996.

10.- Estabilidad emocional con las Flores de Bach, Autora: Mireille Rosselet-Capt., Editorial Sirio

11.- Enfermedades psicosomáticas y flores de Bach, Autor: Mónica Pastori de Gracia Daponte y Rubén E. Gracia Daponte, Editorial Índigo,

12.- Flores de Bach – Manual para terapeutas avanzados, Autor: Ricardo Orozco, Editorial Índigo, Segunda edición, Barcelona, 1.996.

13.- Las plantas sanadoras de Edward Bach, Autores: Julián y Martine Barnard, Flower Remedy Programme, Bath Press Colourbooks, Hereford, United Kingdom, 1.999.

14.- The Bach Flower Remedies, Illustrations and Method of Preparation, Autores: Nora Weeks y Victor Bullen, Casa Bach, Inglaterra, 1.964.

ÍNDICE

LA AUTORA

Sandra Ortegón Ávila nació en Bogotá (Colombia) el 1°
de Julio de 1.965, donde creció y se educó en
prestigiosas instituciones, obteniendo el título de
Enfermera Profesional en 1986, en la Escuela de
Ciencias de la Salud de la Sociedad de Cirugía de
Bogotá.

Está casada con el Dr. Luis Fernando Hernández, y
tiene 2 hijos, Andrés Fernando y Laura María, quienes
son la razón de su vida.

Comenzó su práctica profesional en el Departamento del
Meta, y luego realizó una Maestría en Desarrollo
Educativo y Social, la cual complementó con una
Especialización en Gerencia de Recursos Humanos. Tres
años después, en el año 2.001, terminó una
Especialización en Salud Ocupacional.

Continuó sus actividades en el sector de la salud, y en su
diaria interacción con los pacientes, comenzó a entender
que el 85% de las enfermedades se originan en la parte
emocional, y que, al abordar esa parte, podemos lograr
la sanación.

A raíz de este descubrimiento, comenzó sus estudios
profesionales en Terapia Regresiva Reconstructiva

(TRR) con la Asociación Española de Técnicas Regresivas Aplicadas, al mismo tiempo que realizó estudios en Medicina Tradicional China en la Escuela Neijing, luego estudió Estética Facial y Corporal, y en ese trasegar fue como llegó a hacer un Curso de Esencias Florales de Bach en la ciudad de Villavicencio bajo la docencia y tutoría de su esposo, encontrando allí las respuestas a todas sus inquietudes.

Desde entonces, en su práctica como Terapeuta en TRR comenzó a aplicar los conocimientos en esencias florales, con un éxito rotundo. De allí, se derivó el escribir este libro, para que muchas personas más puedan acceder a estos conocimientos.

www.ingramcontent.com/pod-product-compliance
Lightning Source LLC
Chambersburg PA
CBHW040805200526
45159CB00022B/17